U0334942

DOGO 渡过

总策划　张　进　李香枝

编著　渡　过

虽然不想活，但还是想吃火锅：

32位抑郁症患者的疗愈故事

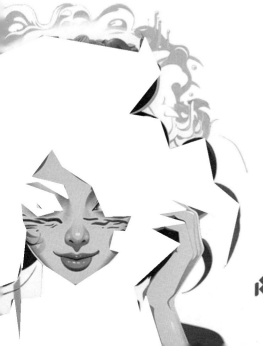

江苏凤凰科学技术出版社 · 南京

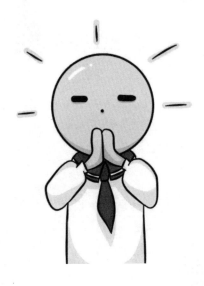

　　感谢本书的每一位作者，你们是读者心中的勇士，勇敢地分享自己对抗抑郁的故事。每一个故事都代表了人性的巨大力量，感人至深，触及灵魂，渡人渡己。在此向你们表示崇高的敬意！

编委会

总策划　张　进　　李香枝

编　著　渡　过

编　者（排名不分先后）

谢竹生	倾　稚	杠　铃	柠　西	尾　瓜
李　宇	汪再兴	李晴雨	天　堂	清　河
无　仄	林霏开	三　心	汤小枢	阿　言
露　露	寒　夏	金　子	刘娅玲	苏　妍
焱　欢	定语从句	草木一秋	二甲呱呱	Victor顾顾
张瑞宽	黄　鑫	林霏开	端午的奇妙幻想	
BoJack	RedAce	Clover	Shakspizza	

漫画组画手（排名不分先后）

麻　袋	Connie	剪　刀
凉　元	叶　溪	刘怡昕

画手介绍

麻袋
光光的创作者

我今年14岁，初二（请假中），是个憨憨女生，也是个憨憨二次元。平时喜欢玩光遇和荒野乱斗（总之就是游戏爱好者），业余画手，专业铲屎官，B站常驻用户。

剪刀

17岁，是个韭菜。有猫没狗，主玩米三家游戏，非常想要蹭委托。

凉元

我是元哥，一个花季少女，很懒很死宅，目前在准备美术艺考。

Connie
嘟嘟和锅锅的创作者

大家好！我是一名19岁的画手。我平时的乐趣就是画画、追剧、散步、读书，还有跟我的两条狗玩。

画画对我来说是一种表达方式，能把我不能用字表达的东西呈现出来，希望能通过我的画疗愈、帮助大家，谢谢！

叶溪

我是叶溪，一个22岁的幼稚园老年小孩。

平时喜欢做做手工，撸撸猫，摸摸鱼，打打明日方舟。

请多指教哇！

感谢"渡过青春号"漫画组的画手们为本书提供图片

阅读本书前，您可以试试思考以下这些问题：

- 为什么他们明明是"天才"，却被人误认为"疯子"？
- 为什么他们会情绪反复无常，甚至失控？
- 为什么他们会绝望崩溃？
- 为什么他们把自己比作牢笼困兽？
- 为什么他们害怕孤独，却又想逃离人世？
- 为什么他们会恨自己，伤害自己，折磨自己，惩罚自己？
- 为什么他们会厌世，对死亡产生了执念？
- 为什么他们会说生不如死？
- 你知道他们在生死徘徊时的感受吗？
- 你知道他们想要轻生前的真实想法吗？

……

其实我们大部分人都很难回答以上的问题，这很正常！

如果想知道抑郁症患者的真实感受，你可以翻看下一页。

牢笼困兽

恨自己

入谷底　歇斯底里　麻木不仁　自助　年少无助

厌世　辜负了家人的爱　不配生而为人

伪装　崩溃　不被理解

找不到灵魂安身之地　情绪失控　寻找解脱

找不到灵魂安身

生不如死　罪恶　被全世界　累赘　恐惧羞耻　拒绝　残　痛苦

看完了上面的文字，可能你已经在思考了，
为什么抑郁症患者会有上面的想法和感觉？
相信本书的32位孤勇者会给你答案！

作者们的心声

◆ 分享我的故事，告诉你们，我们不是孤独的，我们都在这条湍急的河流中奋力前行，渡人渡己，终有上岸的一刻！

◆ 我努力让自己不坠入更深的同时，尽力拉不慎跌入期间的人一把，再告诉他们，你永远不孤单，我永远都在和你一样，和你一起，不必害怕！

◆ 有时找不到出路，好像死亡才是唯一的出口！但那是一种冲动，我们更需要是活着的希望！

◆ 我感觉好累，人前伪装，内心腐烂，能量消耗殆尽，尤其我又一晚上没有睡着了！

◆ 生病时，做每一件事情都很费力，哪怕是吃饭、刷牙、洗脸、起床、说话，我都要逼自己。

◆ 有时我分不清楚自己在是人间还是地狱！

◆ 我就是那根蜡烛，被抑郁的玻璃罩了起来，奋力挣扎地燃烧，最后生命力燃尽熄灭了。

◆ 一心求生，一心求死，我在奋力活和轻松死之间反复徘徊，说不清是寻求解脱，还是绝望放弃，偶尔想死，就像我大多数时候还是努力地想活一样。

◆ 病情的好转，就像一种顽强的生命倒序生长，生命的坚韧，让我们向死而生！

◆ 信心就是黄金，坚持就是胜利，寻找可以让你坚持下去的理由，那是你最好的伙伴！

◆ 我每天都会面对着各种的认知陷阱，不断地否定自己，又不断地鼓励自己，反反复复！

◆ 分享我的故事，不是为了博同情装可怜，我也不想给别人带来负能量，只是希望大家能对抑郁症多了解一点！

前期读者的反馈

以前我总是抱怨："为什么没有人理解我啊""为什么只有我在抑郁天坑里"，看了这本书，仿佛看到了一片新绿洲，我释然很多，世界上原来有一群和我一样感同身受的朋友，我感到找到伙伴，不再孤独。同时也感到能够拯救你的，只能是你自己，从此不必纠结于外界的评判，不必掉进他人的眼神，不必为了讨好这个世界而扭曲了自己。

——5年病史的抑郁症患者

这本书的文字真诚质朴，感受到的委屈和无力没有被掩饰过，与抑郁症搏斗或共处中的坚韧也因此更加具有生命力。我会希望没有经历和经历过抑郁症的人都读一读，因为抑郁症不是冰冷的症状与诊断说明，它在每个不同的人身上都是一段特别的故事，这本书里的每个作者用自己的方式去回应它，并以此告诉可能受苦的人，带着希望前行。

——正在康复的抑郁症患者

看到这本书名，我挺想看看他们的故事，抑郁症离自己很远又很近，身旁有同事因为抑郁症轻生，平时是特别开朗活泼的人，突然就没了，抑郁症间歇的发作不可控太可怕了。

——曾经失去抑郁症同事的普通人

作为父母，我挺愿意看这本书的，第一，我挺想知道到底是什么状态的孩子会不想活下去，又是什么火锅可以拯救他们；第二，我不想因为自己的疏忽让孩子未来出现抑郁的倾向；第三，希望早点了解抑郁症，可以在孩子出现了类似的症状的时候，能够及时预防和补救。

——5岁孩子的父亲

抑郁症现在在青少年里普遍出现，同事的孩子就是抑郁症休学，孩子的学校里也有好几个抑郁症同学，作为一个母亲，我挺担心的，真不希望这样的事发生在自己的孩子身上，我想读读这本书，防患于未然。

——来自北京的高一孩子母亲

自己经历过黑暗和痛苦的日子，更明白父母包括老师绝对有必要了解孩子在成长阶段的真实需要，尊重孩子的观点，尊重他们的选择，哪怕是幼稚可笑的，不要以自己的好恶去评判孩子，不要好为人师，不要揠苗助长，要给孩子足够的时间、空间和自由去成长。

——来自上海的抑郁症孩子母亲

喜怒忧思悲恐惊，情绪没有善恶之分，凡是可控的情绪，都值得被看见，被尊重。通过32个人面对抑郁的故事，让我认识到我们都是凡人，不需要为了别人的评价而活着的时候才是解脱；放下病耻，积极治疗，才是成长；甚至敢于在绝望中找到希望向世界展示真实的自己，才是成熟。致敬所有曾经或正在被抑郁折磨的朋友，即使平凡也不选择平庸，也要拿执着，去将命运的锁打破！

——抑郁症陪伴者，"渡过"北京同城群群主　刘乙辰看见他们，读懂他们是作为父母不可绕过的必修课，只有发自内心地、更多一点地理解他们，接受他们，才能做到真正意义上的帮助到他们。

看懂他们如同看懂自己，看见自己成长的不易，看见自己的完美与不完美，看见自己所遇到的困惑。

看懂了才能有力量，看懂了就会有力量，看懂了才能做到真正意义上的人格成长！

——抑郁症陪伴者，"渡过"南京家长群群主　恬静

书里每一位作者和画手都是"渡过青春号"在荆棘丛中度过漫长黑夜偶遇的星光，他们勇敢地分享了自己的心路历程，个个都是勇士，幸得相逢，希望大家平安健康，继续勇敢前行。

——渡过青春号主创之一　子烨

精神科医生、心理专家、教育专家联合推荐

本书书名蕴含深意，深陷黑暗的抑郁症患者，常常感到与世隔绝、毫无希望，而火锅代表一种疗愈身心的美食，一种温暖内心的火花，一种寻找生命的希望。这本书帮助读者认识到，即便在最黑暗的时刻，也有无尽可能性和出路，只要活着，一切都有希望。

——南京脑科医院精神科医生　喻东山

作为精神科医生，非常建议中国父母们读读这本书，看看青少年患者如何描述各自的内心感受，只有理解才能更好陪伴孩子，才能给孩子需要的爱，而不是家长想给的爱。药物治疗可以控制和改善症状，但父母们更应该改善亲子关系、家庭氛围这些更重要的环境因素，治疗效果才会更好。

——南京脑科医院精神科医生　柳绪珍

这本书来自一个个的年轻人用心血凝聚而成的鲜活文字。这些不都是我每一次门诊都能见到的活生生的年轻人吗？那种痛苦到来的深刻体验，那种抑郁袭来的无处可逃，那种躁狂之下的极度暴躁，在这里您都可以看到。

——南京脑科医院医学心理科主任医师　郭苏皖

如果有人正经受着与他们同样的痛苦，那就看看他们是怎样从痛苦中走出来的。如果作为这个群体的父母亲人或朋友，读了这本书你会发现他们内心深处不为人知的痛苦和他们那闪光的心灵，还有生存的智慧。他们讲述的是自己在人生路上披荆斩棘前行的故

事，希望能够看到这本书的你珍惜自己美好的生活，无论发生什么都积极向上，享受生活的美好时光。

——北京大学生理心理学副教授　何淑嫦

这是一本启迪心灵的故事书，它并不试图以简单的方式解决抑郁症这一严峻问题，而是以情感真挚的笔触描绘了32位抑郁症患者的勇敢故事，引领读者走进一个富有情感共鸣和启发的世界，看看他们如何挣脱黑暗的束缚，发现生命的希望，重拾生活的乐趣，踏上疗愈之旅，探索疗愈之道。

——北京大学心理学硕士　王超

在这本书里我看到的不是一群年轻的病人，而是一群敏感的思考者。他们用痛苦的方式体察成长中的委屈、孤独、迷茫和不自由。当教育仅以获取知识从而获得成功为目标时，生活本身和孩子们的心都会越来越乏味和丧失活力。著名的抑郁症治疗专家曾说过：抑郁的目的在于迫使你停下来弄清楚自己是谁，将走向何方。这不也正是教育的意义吗？

——博雅小学堂联合创始人　赵凌

本书很多的主人公都是青少年，书里的每一笔文字或者每一幅画的背后可能都饱含了孩子们血泪的回忆和巨大的情绪起伏。我相信要呈现这些往事需要非常大的勇气，他们都是在和抑郁抗争路上的斗士。希望这本书能被更多的人看到，走进抑郁症青少年的内心世界，让我们更好地理解这个群体，并知道该如何帮助到他们。

——北京师范大学心理学部硕士生导师，资深儿童青少年心理咨询师　陈师韬本书以真实的故事为基础，为我们大众提供了理解抑郁症的窗口，这个非常难得。目前，虽然不少人对抑郁症个体可能相对不理解不接纳，但作为朋友、家人，我们需要打破刻板印象，坦诚地、不设预判地去了解对方感受，将自己和对方看作一个联盟，而不是将对方看成一个需要解决的问题，才能真的帮到他们。

——北京师范大学心理学部教授　韩卓

青少年抑郁不仅是一个疾病，更是一个社会问题。他们处于整个社会压力焦虑链条的最底端，所有成人的焦虑和压力，会层层传递到孩子身上。我相信看见是有力量的，本书是父母们读懂孩子的一扇窗，也会让更多人了解抑郁症青少年的真实心声，

——本书策划人，渡过平台负责人　李香枝

当阅读这本书的时候，我的脑海里不由得会浮现出心理辅导室那些相似的人和故事，青少年比我们想象得更加艰难，更加需要帮助。每一个孩子都是上苍赐予父母的天使，独一无二，与众不同，而父母就是父母，要永远站在孩子一边，用爱给予孩子成长的力量，如其所是而非如我所愿。

每个孩子都有自己的生命智慧，不需要别人来塑造他的灵魂，教育者要成为孩子人生的引领者，学习的指导者，心灵成长的朋友，帮助他们变得更好。社会的支持力量，专业的诊断和治疗，心理咨询师的努力，可以帮助那些失去阳光的向日葵少年重新焕发生机。而最终走出阴霾的那个我，最需要学会爱自己，用无论怎样都爱自己的力量，拉开暗黑屋的窗帘，世界便顿时光辉明亮起来了。

——儿童发展与教育心理学硕士，国际注册高级家庭教育指导师，中学生学业生涯规划师，心理健康教育教师　詹燕飞

致 敬

能帮助人是幸福的，能被人帮助是幸运的。

助人是能力，受助是福分。

助人和受助，都是人世间最珍贵的东西。

既能助人，又能受助，这就叫圆满。

——张进

张进是中国民间抗抑郁的开路先锋和领军人物，国内知名的民间抗抑郁组织"渡过"的创办人，也是我的良师益友，是我生命中的一位重要人物。

我尊称他为老师，因为他一直在做着传道授业解惑的事。至今，我和他一起在苏州金鸡湖畔讨论策划这本书的画面依然在我眼前浮现，他告诉我，一定要为青少年出版这本书，让更多的父母了解他们的真实想法，改变错误的教育方式，减少悲剧的发生，同时给这些孩子们一个展示的平台，他们都非常的优秀，一定要做好这件事。

2022年12月5日，惊闻噩耗，图书还没有出版，张进老师已离开了，我和很多人一样，悲痛之心难以言表。我悲痛于他的离开，但更让我坚定，一定要完成张进老师的心愿和我对他的承诺。

张进老师，今日这本书终于出版了，您可以安心了，愿您在另一个世界没有病痛，还能继续做您喜欢的事。您的伟绩，我们永远铭记；您的高尚，我们永远敬仰；您的薪火，我们继续传承。

刘玉锋

2023年5月于南京玄武湖畔

序

抑郁症青少年这个群体对于公众而言，就如同房间里的大象，很多人都看得到，听得到，但大家却极少能听到抑郁症青少年们的心声。

很多人不愿意相信一个活泼开朗的孩子会抑郁，不愿意相信正值天真烂漫年纪的小学生会抑郁，不愿意相信一个名列前茅的优等生会抑郁……

不是抑郁症青少年们不发声，正因为这些先入为主的"不相信"，让他们在漫长的抑郁过程中曾发出无数次求救声，被忽悠了，让许多青少年至今还挣扎在抑郁的漩涡中，并逐渐选择用沉默面对世界。

渡过作为中国深具影响力的抑郁互助社区和解决方案平台，自2018年以来，一直专注于青少年抑郁问题。青少年抑郁不仅是一个疾病，更是一个社会问题。他们处于整个社会压力焦虑链条的最底端，所有成人的焦虑和压力，会层层传递到孩子身上。而近几十年来时代的巨变、经济的快速发展、互联网带来的信息爆炸式增长、多元化的价值观体系等……都使得青少年成长面临更多的挑战。

看见是有力量的。为了让更多人了解抑郁症青少年的真实心声，渡过于2020年发起了国内首个完全由情绪障碍青少年创作的公众号"渡过青春号"（ID：zjdogo），通过文字、漫画、声音电台等多元化形式，内容涵盖了他们这个年龄段关心的共性话题，以及有独属于这个群体的小众话题：如休学、自残、社恐等。这里逐渐成为情绪障碍孩子的心理加油站，他们在这里获得共鸣和同行的伙伴。这里也成为家长读懂孩子的一扇窗。读者可以关注"渡过青春号"，了解更多抑郁青少年故事。

本书汇编了来自"渡过青春号"的32篇原创作品。我们期望大众透过这本书，关注抑郁症青少年，侧耳倾听其心事。正如渡过创始人张进老师所说："对于精神疾病的康复，人与人关系的链接、情绪的流动、彼此共情和理解以及热心、耐心、细心、全程的陪伴，和医院的治疗同等重要。"人与人关系的链接，从倾听开始，从了解深入，就此编织出一张温暖的大网，有力地托举住他们。

我们也期望这本书能让更多人了解青少年抑郁，重视对青少年心理健康的普及、关注和呵护，防治并重，共同营造一个和谐的社会环境。

本书策划人，渡过平台负责人　李香枝

2023年7月于北京

导　读

每当有新闻爆出或者生活中出现某个青少年因抑郁而结束了自己的生命时，人们都唏嘘不已。这些悲剧都会唤起人们对抑郁症这一隐形杀手的关注。

据中国精神卫生调查的抑郁症患病率3.4%估算，目前中国抑郁症患者约5000万，已超过癌症，抑郁症成为仅次于心脑血管病的人类第二大疾病。抑郁症发病群体呈年轻化趋势，约50%的患者为在校学生，其中18岁以下的抑郁症患者约占总人数的30%，18~24岁的抑郁症患者占比约35%，其实很多抑郁症成人在青少年时期已发病。

可以看出，这些生病的患者大多为在校学生，导致这些孩子抑郁的因素，除了学业压力大、睡眠不足、青春期这些现实原因，最重要的诱发因素是家庭关系和人际关系，63%的学生患者在家庭中感受到被严苛控制、被忽视、缺乏关爱或者家庭冲突甚至家庭暴力，换句话说，孩子的抑郁和父母有很大的关系，甚至是父母直接导致的。

很多父母想知道到底哪些不合适的做法，会给孩子造成不良影响呢？让我们看看容易导致青少年心理健康问题的父母20种错误的行为方式：

1.缺少陪伴，缺乏关爱　　　6.不了解孩子的性格和爱好

2.经常忽视孩子的情感　　　7.父母之间、父母与长辈经常冲突

3.情绪多变，喜怒无常　　　8.自己的焦虑和压力不自觉传递给孩子

4.过分在意学习成绩　　　　9.自我矛盾，做事很纠结

5.冷漠虚伪　　　　　　　　10.心理变态

11.过于严苛，强势控制　16.无意识地施加压力

12.过分焦虑　17.缺乏自己的社交，注意力全在孩子上

13.传播负能量　18.不会和青春期孩子相处

14.过分关爱、过度保护　19.很爱孩子，但表达爱的方式不被接受

15.不负责任　20.不善交流，亲子关系不好

如果父母有5条以上的错误行为经常出现，那就要自我检讨和调整了。

有的父母会说，我们小时候父母比现在严厉多了，也不是好好地过来了，孩子们也不会这么容易抑郁呀。时代变了，父母们不能刻舟求剑，成年人面对生活方式变化、社会压力增大、焦虑信息爆炸传播都经常手足无措，何况是没有解决问题能力的孩子。

随着抑郁症青少年越来越多，不光是患者和家属，越来越多的家长，也想更深入地了解这些抑郁症青少年身上到底发生了什么，为什么会有轻生的想法，为什么会轻易地放弃宝贵的生命，他们到底遇到怎样的磨难，到底在想什么……

基于以上种种原因，我们特别策划出版了这本书，本书精选了32个抑郁症青少年的疗愈故事，每个故事都是真实的案例。青少年有着独特的写作视角和思维方式，他们把自己与抑郁症战斗最不为人知的一面用血水和泪水写出来，有些甚至是轻生者的独白、厌世者的遗书。这些生死徘徊时的感受是普通人无法感知的，这样的文字平时很难看到，很多内容都是作者的灵魂独白。

每个故事虽然都只是一个人，却代表了人性的巨大力量，故事触及灵魂，感人至深，感同身受，激励人心。

这些故事充满宝贵的疗愈经验和治愈的能量，不但告诉你如何正确认识抑郁症，如何选择适合自己的疗法，而且能够帮助你培养

从抑郁中快速恢复的能力，帮助你获得持续性的改变，从而完成生命的重建。

　　希望本书的出版能够让更多的父母觉醒、自我改变，给孩子创造正向的成长环境，从而减少青少年抑郁症发生，减少悲剧的发生。

　　本书的出版也希望能够让更多的人关注抑郁症，关心抑郁症人群，理解他们，拒绝歧视和冷暴力。

　　本书的出版更希望让更多患者相信，及时接受治疗，早日找到适合自己的抗抑郁方法和抗抑郁之路，一定能早日恢复健康。

　　最后，让我们缅怀那些因抑郁症而逝去的生命，希望随着社会的进步、认知的提高、医疗技术的发展，以及抗抑郁专业人士的共同努力，这样的新闻和悲剧越来越少。

推荐读者

● 如果您已为人父母，让孩子远离抑郁症，建议您一定要读读这本书。有些父母虽然与孩子朝夕相处，但根本不了解孩子，不知道孩子的内心世界。从孩子的视角，看看他们如何痛诉自己父母的不满，看看他们血与泪的内心世界，防患于未然。

● 如果您是患者的家属和朋友，建议您也要看看他们的疗愈故事，一定要听听他们内心世界的声音。相信您读完本书，会发现您有很多从来都不知道的事情，通过了解这些故事，帮助您更好地与患者相处，理解、帮助、激励他们，协助他们重建人生。

● 如果您有抑郁倾向或是抑郁症患者，建议您看看他们的疗愈故事。故事中提供各种摆脱抑郁的实用方法，让同样遭受抑郁症折磨的读者不再感到孤独和无助、绝望，用他人的故事治愈自己。

● 如果您是高敏感人群或轻抑郁人士，建议您更要看看他们的疗愈故事。相信看过他们的生死告白，痛不欲生，再思考一下我们平时遇到的所谓挫折和困难，是否值得我们生气、纠结、抱怨。

目　录

第四篇　抑郁背后的疗愈故事

第五篇　双面人生

第六篇　长期不语，更愿意用文字来和这个世界交流

第七篇　音乐疗愈——有没有那么一首歌，
　　　　让人感觉世界都是自己的

第一篇

人间值得，曾经我也想过一了百了

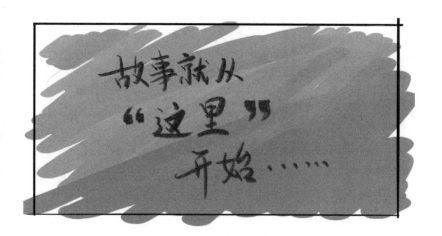

故事就从"这里"开始……

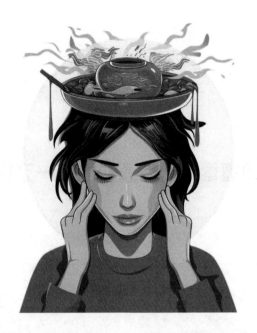

感谢创造火锅的人，把我留在了人间，天堂没有火锅，且吃且珍惜

虽然不想活，但是还想吃火锅

文 / 谢竹生（18 岁）

一

前几天高中同学从重庆回来，非要拉我去一家重庆馆子不可。由铜制成的九宫格中只有中间一格是漂着枸杞的清汤，我看着剩下八格里满满的红油，陷入沉思。

同学热情地招呼我吃鸭肠、涮毛肚。我颤抖着手夹起毛肚准备往清汤中放，她却毫不客气地按住我的筷子，将毛肚下入红油，边涮边笑："不懂了吧，涮毛肚要七上八下，来！我教你。"

毛肚一次又一次浸入辣油，边缘卷成诱人的曲线。在同学期待的眼神中，我只能硬着头皮把毛肚塞进嘴里。

下一秒，我就哭了出来。

别误会，不是辣哭的。虽然辣椒很呛，但入口的毛肚爽滑鲜嫩，嚼起来微微有些弹牙，麻香和椒香在舌尖释放，配上油碟里的白芝麻，好吃到想哭。

同学见我尚可接受，又拿出鸭肠、鸭血让我尝尝巴适的重庆火锅。第一口鲜辣，第二口呛辣，但它的美味还是让我欲罢不能。于是我边吃边喝豆奶，不一会儿就满头大汗。

酒足饭饱之际，我拿下被水汽蒸出一片白雾的眼镜，心满意足地打个饱嗝。这时同学说话了："唉，听说……你生病了？"

"有点感冒，不过今天可是好了。"我指指额头上的汗珠，咧嘴一笑。

同学点点头，抿抿唇又开口："我是说，心理上的。"

我一愣，把眼镜重新戴上，眼前顿时一片清明，同学担忧的神色直直闯入眼帘。

"早康复了。"

同学松了口气，又给我夹一筷子粉丝，自顾自笑起来："哎呀呀，那就好，高中时看你压力蛮大的。"

我点头，又不着痕迹地把粉丝推远了几厘米，实在是吃不下了。

同学用调侃的语气说："前几天听说，一个中学的学生跳楼，闹得沸沸扬扬的。"

我们又是一阵唏嘘。我望着锅中上下翻腾、早已煮老的羊肉卷，忽然想起过去的事。

我曾经也想过一了百了。

二

患病以来，我对很多事情都失去了兴趣。不再阅读，不再写作，连手机游戏都提不起兴趣，什么"王者""吃鸡"在我眼中都是枯燥到乏味的东西，不知道为什么，我没有从中得到任何快感。

当抑郁症发作时，我根本无法控制自己的想法。每个神经节都传递着绝望，传递着一种浓郁得能滴落下来的黑色情绪。我被钉在原地，根本无法反抗。

同时呼吸变得急促，天空仿佛要压下来，空气似乎被抽离，让我感到窒息。我什么都不想做，也什么都做不了。

药物只能维稳，无法减轻我的痛苦。前几个月每天晚上我都会抱头痛哭，眼泪像决堤一样打在枕头上。在哭泣时我常常会想：为什么？为什么是我？能不能不要让我这么痛苦？

这种情况持续了一年，终于有一天，我再也忍不住了。

痛苦无边无际，我自己无法解决它，所以只能解决我自己。

那天我心里十分平静，可怕的平静，我走到自己房间锁上房门，在窗户前打电话——告别，脸上甚至带着微笑。因为我知道一切都要结束了，没有糟糕的学习，没有旁人的压力，这是获得平静的唯一方式。

解脱，跳下去就会解脱。

我打给了我的咨询师，告诉她，我即将结束我的痛苦。

"你先回去怎么样？"咨询师华老师在电话里说。

"不好……会难受。"

"现在是中午，你吃饭了吗？"

几秒沉默后，我回答："没有。"

"那我们先吃饭好吗？"

我摇头，现在就要解脱，不能再等了。

"中午准备吃什么？"

思维仿佛已经凝固，我费劲地想了想。西红柿鸡蛋面？不是，妈妈没有买西红柿。

红烧肉盖饭？不是，妈妈没有做红烧肉。

土豆丝卷饼？也不是，家里的卷饼吃完了。

火锅涮菜？应该不会，在家里涮锅很麻烦的。

火锅……火锅应该挺好吃的。

唾液开始分泌，我咂了咂嘴，现在是中午12点，我没有吃早饭，肚子已经饿得咕噜噜叫了。

"要不先去吃饭？"

我浑身颤了一下，连忙摇头："不！不好，没有解脱，会难受。"

"相信我，情绪会过去的。"

我没有说谎，我躺在床上望着苍白的天花板。上面的漆不太均匀，有几处都掉皮了。

肚子又响了起来，我咽了口水。

"要不我们先吃饭，再解脱？"

我努力咽了口唾沫。这好像……也是一种方法。这时母亲找到钥匙，把我带出房间。

几片劳拉西泮片下肚，第二天我的情绪完全转变，像是变了一个人。我忽然明白，轻生冲动只是一时的，生的希望永远压过一切。我不想死，真的不想死。但是我找不到合适的方法去解决问题，轻生成了下下策。

况且，妈妈做的臊子面真的很好吃——土豆丁和萝卜丁十分匀称，面条筋道有嚼劲，豆腐入口即化。我呼噜呼噜吃完面又喝了几口汤，暖暖的卤汤对胃十分友好，身上的冰块都被融化了。

自那之后妈妈对我寸步不离。为了不让我宅在家里无所事事，她忍痛"放血"请我吃饭。在那半年，我吃遍了小半个城市。

夜市上有烟火气十足的烤串，炭火从缝隙里蹦出来，肆无忌惮燎烤着土豆片、金针菇。摊主时不时撒上一把调料面，香气扑鼻。

西餐厅里的比萨裹挟着浓郁的芝士，青绿的青椒完美嵌入其中，粉嫩的培根带来烟熏的风味。

当然，我最喜欢的还是街边的火锅。心情不好的时候，我会往碗里加很多辣椒，鲜辣直冲天灵盖，当我忙着找豆奶时，烦恼荡然无存。

毕竟，谁会在辣得跳脚的时候想自己是不是个废物？只会想自己为什么这么蠢，加这么多辣椒。

一来二去，城里的火锅店都被我摸得门儿清，谁家麻酱好，哪家羊肉香。当情绪糟糕的时候，我就会选一家埋头苦吃，妈妈则站在一边一脸心痛地付账。

妈妈的钱包告急后，我不得不自力更生，从菜市场买回来土豆、羊肉在家涮锅。我本来是"社恐"的死宅，然而，为了买到新鲜的黄皮土豆和现磨的芝麻酱，不得不豁出脸皮跟小贩讨价还价。每当用最少的钱买到最好的食材时，心里的自豪都溢了出来。

日复一日地讨价还价，日复一日地提着几斤食材上楼，不仅有了肱二头肌，社交恐惧症也消失得无影无踪。

如果有一堵墙阻碍了我的吃火锅大业，我一定毫不犹豫地开着挖掘机撞开砖墙，哪怕要专门去蓝翔学挖掘机也在所不惜。

当我想自我伤害时，我就会说服自己天堂没有火锅，且吃且珍惜。虽然不想活，但总还是想吃火锅的。

顽强的信念支撑我走过无数难受的日日夜夜，奇怪的是，抑郁症慢慢好了。

不知是药物作用还是心理作用，我很少号啕大哭了，也不再问生命的意义。现在想起来，火锅在我的康复之路上居首功。它给了我欲望，这恰恰是抑郁症最缺的东西，因为食之欲和生之欲一般无二。

如果连火锅都不感兴趣了，更不可能对生活感兴趣，那是多么可怕的一件事！

苏东坡被贬之后研发了东坡肉，白起在军营中创造了胡辣汤和肉夹馍，或许古往今来，食欲都是促使人们好好生活的关键。

因为没有人能够拒绝酸甜苦辣在舌尖炸开的感受，味蕾的刺激直截了当地将人拽入当下，所有烦恼都被隔绝在当下之外，世间仅此而已。

有火锅如此，何其幸事。

三

"干杯！"同学举起豆奶，将我从思绪中拉回。我和她碰杯，豆奶入喉的瞬间，豆子的醇香中和了辣感，留下厚重的香气。

"其实我刚吃重庆火锅的时候也不适应，吃火锅当天晚上肚子就咕噜咕噜响，不过现在可成了无辣不欢。"

我看着她装满辣椒的油碟，点了点头。

"你要闲下来，可以去重庆玩一玩。"

我应了下来。我从没去过重庆，此刻却感觉它像位老友，认识了几年那么久。

我又往火锅里下了几块鸭血，红油翻腾起来，不一会儿就吞没了食材。

"哇，你还蛮能吃的。"同学看上去有些惊讶，调笑一句。

我轻哼一声："我在街边吃火锅的时候，你还没上大学呢。"

"那你把粉丝吃了。"同学又夹过来一筷子粉丝。

我看着碗里的粉丝沉默良久。怎么能委婉地告诉她我不喜欢吃粉丝这件事？

为了面子上过得去，我只能谎称自己饱了。于是同学欢快地把鸭血夹到自己碗里，吃得不亦乐乎。

我看着吃得满头大汗的同学，忽然想到，火锅还有另一种作用，在探寻火锅店的过程中，我和我妈的关系亲近了不少。今天跟同学出来，满头的汗珠打花了妆容，为了抢锅里的食物，我们"坦诚相见"，比学生时代要更亲密。

桌子对面她正在与鸭血奋战，我亲昵地给她夹了一筷子菠菜。

看着她有些苦涩的面容，我就知道她不喜欢吃菠菜了，哈哈……

感谢创造火锅的人，把我留在了人间，天堂没有火锅，且吃且珍惜。

作者：谢竹生

18岁元气少女，"渡过"青春文阁作者，"渡过"21天线上营成员。"若疾病扼住了我的咽喉，我就挠他胳肢窝。"

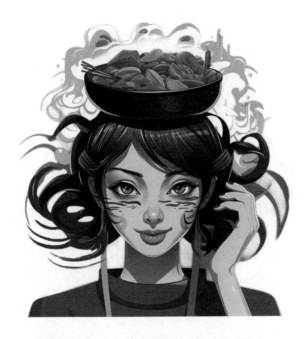

清醒吧，天堂没有痛苦，
也没有我们所喜欢的一切，
更没有让我们快乐的火锅！

人间清醒——天堂没有火锅

文／倾稚（18 岁）

一个曾经爱吃、爱闹、爱笑、乐观、积极、阳光的女孩，当她带着满脸的泪痕，站在窗口，颤抖着用刀片一下一下狠狠地划在皮肤上时，滴血的是手臂，流血的却是心，那仿佛不是她的双臂，很麻木。或许，她也是在用一种能让自己清醒的方式"逼迫"自己冷静。

冲动的事她干过不止一次，她却一次又一次幸运地活了下来。被救下来的时候，她在想："为什么不让我去那个'毫无痛苦的世界'？"

女孩的病程很长，自我挣扎了很多年，当她真正走进医院门诊时，"双相情感障碍"六个大字印在了"诊断"那里，但女孩的心里毫无波澜，其实她懂的知识很多，她明白自己一点一点的变化。

是的，那个女孩就是我。

从医院回来的那个晚上，家里的氛围有些许奇怪，父母着急却又无可奈何，我清楚冷静却又不想表达，家里没有一丝的声音，只有钟表的秒针在"嘀嗒"地走过，时间走得慢极了，烦躁、焦急一起涌上心来，我盯着那慢慢移动的秒针，第一次感觉到一秒是那么漫长。

"走，出去吃饭吧。"终究是妈妈打破了沉默，"你不是一直想吃火锅吗？"

好像我对火锅也失去了兴趣，没有了那么多的渴望。木讷讷地点了点头，轻声说道，"好吧。"简单收拾之后，我们出发了。一路上我盯着窗外发呆，夜色下，那个喧闹了一天的城市渐渐地变得繁忙了起来，灯光照着匆匆回家的人们前行的道路，不远处，车灯、路灯交汇在一起，红的，黄的，还有那着急的鸣笛声……

越看越烦，我索性闭上了眼睛，没有睡着，但心情平静了许多，再被叫醒时，已经到了火锅店门口。古典的装修风格，招牌的特色料理，热情的服务，让我静下心来，慢慢地环视这家店，客人，餐桌，甚至每一个角落。

很快锅端上来了，在猛火的热焰上不断翻腾、冒泡，接着热气升腾而出，与众不同的锅底散发出芬馥的香味。那喷腾的热气，那翻滚的汤汁，没有一个不刺激着我的味蕾。厌食了几天的我，心底里那细小的一丝饥饿被无限放大，难得地激起了想要吃东西的想法。

伴随着食物的出锅，看着逐渐堆满的盘子，我轻轻拿起了筷子，将蘸满汤汁的肉送入口中，肉嫩汁香，空了许久的肚子开始在无数次地表示它还想要再吃，呼噜呼噜的声音在诉说着它的不满。

我也不管三七二十一了，猛地一顿塞，一盘肉很快见底。"啊！是不是如果我真的不在了，这么可口的食物就不属于我了？"有那么一瞬间觉得自己好傻，可是，那一种深刻于心的痛苦感也随之而来，"可是如果一顿美食就能改变痛苦，那么我为什么会痛苦这么久呢？"算了，不管了，当下任务还是尽情享受这人间美味！我丝毫没有注意到父母一直盯着我的目光，等我抬起头猛地和他们的目光相撞，他们露出来一丝轻微的笑容，我的嘴角也在不自觉地轻轻上扬，原来，世界再痛苦与黑暗，还是会有人爱着你，会因为你而改变啊。

我轻轻地笑着，是一种触及心底的笑，这是一种多久没有感受到的心情了，他们也拿起筷子，一起吃了起来。**生活往往不是攀上巍巍高山，也不是摘得月亮或星星，而是能每天吃饱喝足，有人愿意永远爱着你。**

酒足饭饱以后，我们走在夜色里，星空在闪烁，三人的背影在逐渐渺小直至消失……

后来，火锅成了我们的约定……

我喜欢每次看着肉下锅，看着它从生到熟的一点点变化，即使火很小，在长时间的翻腾下，它也会慢慢地变色、变软、变嫩，最终成为我想要的样子。有时候的成功不需要猛火加热，没有过程，而直接呈现一个美好的结果，往往小火慢炖出来的汤汁与美味更值得怀念。

很多事情发生时，我们的人生轨迹就已经改变了，双相情感障碍把我的人生拉到了另一条轨道，我们都像那一片小小的肉，没有高标准、高起点和一帆风顺的人生，相反，在每一件小事所组成的生命中，那些微小时刻与最终的香气会更令人难忘。

即使我们被生活狠狠地摔过、打过，即使我们受过伤、忍过痛，即使我们被全世界抛弃，但是只要有一个人还在关心爱护着我们，只要我们对世界还有最后一丝很渺茫的希望与奢求，那么我们就应该尊重这无论是我们还是他们的最后期待。或许我们成不了太阳，成不了月亮，但即使我们成了浩瀚星海的一颗最微弱的星星，也定有它所存在的价值。

清醒吧，天堂没有痛苦，也没有我们所喜欢的一切，那虽说是一个极乐世界，却没有能让我们心动和怀念的一切。

人间清醒，天堂没有火锅，更没有能让我们重新去正确审视成长之路的旅程。

作者：倾稚

2年前被诊断为双相情感障碍，"渡过青春号"微博超话主持人，一个在自我救赎和多方配合治疗下渴望阳光的女孩。"我喜欢浩瀚的星河，微弱的星光，我们很渺小，却也在散发光热，黑暗永远不会吞噬星光……"

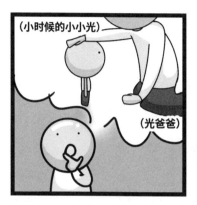

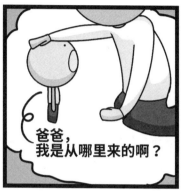

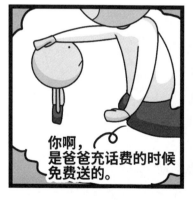

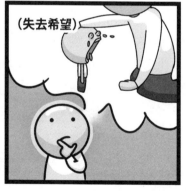

无论如何，活下去，不要伤害自己

文 / 李晴雨（22 岁）

希望你们看完我的故事后能感到不再孤独。

我是李晴雨，今年22岁，我写这篇文章的原因是，我也和你们一样正在经历抑郁的痛苦，包括现在，早期想过自残、轻生，目前已经自残不止两三次了，轻生未遂过一次。

记忆可能比较多、比较乱……

一、童年时的阴影

故事可能要从我四五岁时说起。当时我肠胃不好，经常会拉裤子，身上不时很臭，放学的时候，同学们都会离我很远，不跟我玩，说我又脏又笨。有一次，我看见住在一栋楼里的几个孩子，想找他们玩，他们一起嘲笑我脏，还说要让他们的同学不要跟我玩。

有一段时间，我认识了一个和我同龄的女生，愿意跟我玩，我一度很开心，直到有一天，我无意中听到了她和她朋友的对话，才知道，她从没有真的把我当朋友，只是像"猫捉老鼠"那样逗我玩。

上小学后，我也经常遭遇同学的孤立和嘲笑。

当然也偶尔有温暖的回忆。一天我在远处看到了一个放学回来的陌生同学，鼓起勇气跟她打招呼，问她住在哪里，愿不愿意和我做朋友，她说她就住在小区里，而且愿意和我做朋友，那时我很开心。可是不久，她不知为何变得不那么开朗了。我至今很遗憾，没能陪伴她渡过最难熬的时光，就像她出现在我生命里那样。

至于家庭，爸爸妈妈在我记忆里，打小就是经常当着我的面吵架，对我也都非常严厉，只有我的爷爷比较宠着我。我10岁左右那年，爷爷忽然因病离世，这让我的世界崩塌了，我彻底被孤独所笼罩。

以上这些细节，大部分是我在初中时，几次忽然晕倒、开始接受为时多年的心理咨询后，一点一点如同挤牙膏一般，回忆起来的。我为了让自己显得正常一点，把那些让我痛苦的记忆，强行压制在潜意识中。最初的诊断结果是抑郁状态（不是抑郁症）、轻度焦虑、学校恐惧症。

可能就是因为这些原因，我开始患上"解离型人格认同障碍"，更通俗的说法，就是"多重人格"。

二、走在轻生的悬崖边缘

我第一次感受到"多重人格"，是在2015年左右。几天前，我又一次忽然晕倒后送医。医生说，我是"怀疑性癫痫"，就是那种让人四肢狂舞、胡言乱语、"疯了"的病，我成了一个"疯子"！

我为了复查而再次入院，很快就要出诊断结果，我焦虑得失眠了。这时，忽然传来一个从没听过的男声说："要不要我帮你去解决你目前的糟糕状况？"我说："你再等等。"

所幸，复诊结果证明，我晕倒只是因为精神压力大和低血糖，并没有得癫痫病，但也让我对这个世界充满了憎恨与恐惧，开始隐隐约约出现了轻生的倾向，曾想象自己在15岁时轻生离世的场景，却一直不敢实施。

2016年9月16日，我看到了明星乔任梁因抑郁去世的新闻，又开始害怕、担心自己也会选择轻生的路。此后，我整天拉上窗帘，懒得洗头、洗澡，确诊抑郁大约就在那段时间。

从那以后，我的记忆变得混乱，同一个记忆（有一些是印象非常深的事，比如某次被同学嘲笑，被严厉地批评，一度被怀疑癫痫）反复地消失，而后又重现，这时的我和那时的我，是拥有完全不同记忆、不同性格的两个人、三个人，最多的时候，有十二个人。

几年的时间里，我轻生的倾向时隐时现。最危险的一次，是在2018年5月21日——这个日期我记得非常清楚。那天晚上，我一夜未眠，写下了遗书，准备第二天白天行动。

熬到早上，我带着遗书，犹犹豫豫地坐上了一辆公交车，路上我心中的多个人格一直在聊天。这时，忽然其中一个声音说："你先睡一会吧。"然后我就晕倒了。恢复意识的时候已经是中午，我在一家医院的警务室里。原来，同路的乘客注意到我不对劲，赶紧和司机叫救护车送我去医院，医生看到了我身上的遗书，立刻报警。警察调取了我的手机通讯录，找来了我的父母，把我领了回家。多重人格，尽管有时很痛苦，但它确实救过我的命！

三、自伤成瘾的一年

回忆起来，我当时轻生的原因有：我喜欢的爷爷已经不在这个世界上很久了，想去找他，而且觉得自己的病就算是到了未来，也不可能好。至于为什么停止轻生，则是因为我还没有放下一些事，还有些舍不得这个世界，想要学会爱自己。在车上晕倒前，我大概已经对轻生的念头后悔了吧。

经历过这一次中止的轻生行为后，我似乎稍有好转，可是到了2019年，一个和我关系不错的亲戚儿子结婚了。本来这是一件高兴的事，可不知怎么，我却在想：他们结婚，就要有孩子了，可是，我能等到他们孩子的婚礼吗？

这个在常人看来不可理喻的消极念头就这样缠着我。之前我听说自伤可以缓解抑郁情绪，于是就试了一下，结果开始上瘾。每当听到父母吵架，或者与父母有矛盾时，我就会自残，有一些瞬间甚至准备再次以轻生的方式让他们停止互相伤害，以及伤害我，我无法再面对这样的家庭和这样的自己。

到2020年，我开始转变了想法。那次，我看到手臂上纵横交错的划痕，忽然有了愧疚感：手臂陪我长大十几年，我却要在犯病的时候划伤它！当然，也有父母的影响，每次见到我自残，他们都会很生气，给我讲各种道理，轻生、自伤只会害了自己，让别人看笑话……坐公交车准备轻生那次也是，回到家附近的一个小区外面，爸爸用巴掌重重地拍了我后脑勺几下，妈妈跟着说，让我记住，以后别再这样做了。

虽然当时很难受，我也不得不承认，确实是如此。自伤是最无力的对抗抑郁症恶魔的武器（听说有些青少年通过自伤或威胁轻生，实现了吸引父母的关心这个目的后，自伤却变得更加严重，甚至导致最后的悲剧，我的爸妈没有这样回应我，对我可能也是幸运）。

还有对自己未来的考虑，我已经20多岁了，迟早要自立谋生，如果自残留下明显伤口，会对未来找工作有影响。

我的自伤行为，也可能受我的多重人格影响。有时我划胳膊时竟完全感觉不到痛，只有舒服开心，可能是我的那个"轻生人格"出来了吧（2018年我写遗书那次可能也是）。当然，大多数人格都是比较平和的，只是有些人格性子比较急，不过总体来说，是在保护我的身体。

从此，我的自伤冲动逐渐减少，最近基本消失了，即使偶尔出现，也能在实施前及时化解掉。

四、一些体会和感悟

千万不要用自伤的方式来缓解自己糟糕的情绪，因为还有别的方法，比如听音乐、运动、看心理治疗师和心理咨询师，这些都是有效并且能对抗抑郁症的武器。一定一定要好好地找到属于自己的方式，去治愈自己，不要放弃。

我很喜欢听一些音乐，这些歌曲给我的感受是温暖，就像是有真实的人陪伴在你身边，陪着你一起成长，就像能交心的朋友一样互说自己的心事。

比如中岛美嘉的《曾经我也想过一了百了》，我童年的一个朋友曾因不开心想轻生，听了这首歌后最终活了下来，后来我的抑郁断断续续反复发作，为防止自残和轻生，我也开始听这首歌了，确实可以让我主动放弃自伤。

还有运动，可以产生多巴胺，当然我不会强求任何抑郁症患者都运动，因为我深知抑郁症会导致患者动力不足。

还有就是寻求心理治疗。可以提供心理治疗服务的是心理咨询师和心理治疗师。据我的个人体验，两者的区别是，心理咨询师会倾听你说的话，并通过简单的疗法帮助你走出心理困境；心理治疗师会倾听并帮你治疗心理疾病，比心理咨询师懂的疗法要多一些，可根据自身情况选择。

作者：李晴雨，《"渡过"圆桌派》嘉宾

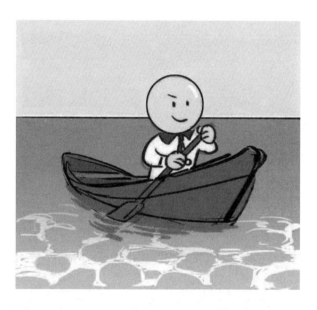

慢慢地长大，突然发现以前很多
不相信的东西，现在信了，
很多以前相信的东西，现在不信了

五岁那年，我走上窗台，忍住了没有跳

文 / 端午的奇妙幻想（21 岁）

一个孩子想要活下去究竟要付出多少努力呢？我想，我的开局一定是地狱剧本。

一

五岁那年，我悄悄避开大人，爬到了天台上，深吸一口气，想要跳下去。眼前，是蓝蓝的天，还有好远好远的风景。我终是害怕了，呆立许久，又悄悄跑了回去。没有人会猜到我想要做什么，毕竟，小孩子哪有什么烦恼呢，何况，我从小就被他们看成是天才：六个月学会说话，清楚记得一岁半发生的事情，六岁读《红楼梦》，乖巧早慧到不像个孩子。

可我，却从五岁开始，自残轻生。

最早的阴影，大概在我两岁时，妈妈吃了我的零食，我哭了，妈妈便把我从家里赶了出去，她说，玉不琢不成器。我想这大概是对的，从那以后，我再也没有哭闹过。

后来我听一些老人说，因为我是女孩，妈妈没少受熟人白眼，因为我的存在，妈妈才没有过上更好的生活。

22

于是，幼儿园的我，刚刚学会拿刀，就准确无误地割向自己的手指，鲜血淋漓。我把自己的手腕咬得血肉模糊，我那时，只是想让自己死掉，简单地认为，我是一切的罪魁祸首，我要是死了，他们都能幸福。当然，大人们不知道这一切，他们只是觉得，这是小孩的顽劣把自己弄伤了。

或许，按照电视里那样，我会在青春期遇到自己的救赎，等待被治愈，没错，后来我的确不想死了，可我用的，却是残忍得多的方式，我长成了一棵野草，扎进土里。

你知道身体朝外挂在栏杆上是什么感觉吗？你知道浑身垃圾被推下楼是什么样的体验吗？你想象过下身被硬物插入然后逐渐用力再一点一点流出血是怎样的恐惧吗？这些，便是我小学的经历。命运终究没有善待我，我去找老师，老师觉得小孩子能有多大事，我去找家长，他们一贯信奉受害者有罪论。

十一岁的我，变成了野草，童年，只剩一片荒芜罢了。

二

"长大了就好了。"有人这样告诉我。信奉着这样的念想，我来到了中学。小地方真的很可怕，因为儿时的被霸凌经历，我成了他们好奇的焦点。他们把我的儿时经历添油加醋，我成了他们口中的"坏女人"，我成了他们口中的笑话。

再后来，我的高中班主任听说了这些谣言，她没有责怪那些散布的人，她只是觉得，背负谣言的我也一定不是个省事的人，她开始频繁挑我刺，找我茬，甚至挑拨我和仅有的几个好朋友的关系。她觉得，我的人生已经毁了。

我记得那时候我很软弱，我每天都趴在桌上流眼泪。直到有一天，耳边响起了一个从未听过的声音："你想活下去吗，我可以来代替你。"我答应了"她"，"她"成了我。而代价是，我失去了一半的记忆，直到五年后才慢慢恢复。

（编者注：这一症状，在精神医学中可能会定义为"多重人格"，本书中有一两篇作品，作者曾确诊此症状，《无论如何，活下去，不要伤害自己》）

之后的高中生活，堪称一部励志电影。我离开了班级，找到了一处偏僻的废楼，那里很荒芜，同学们都害怕，所以，我拥有了安静。她和我相反，她强势，乐观，她的学习很好，她每天都在进步，我很开心，她代替了我。

我的成绩很好，纵使是这样，依然名列前茅。我靠自学，稳稳地拿着前三名，我想，等高考结束，就是苦尽甘来的一天。我已经不想死了，我要不惜一切代价活下去，我要去大城市。

后来，高考前三天，我被人打了。施暴者依旧没有放过我，理由是，学习压力太大，想发泄一下。我很疼，高考那天，我想吃止痛药，妈妈嫌我麻烦，叫我滚。

我考砸了，不出所料。我想复读，家人拿最难听的话来羞辱我，他们说，像我这样的人，只配去现在的学校。后来，我还是上大学去了，因为底子不错，纵然失误好几十分，还是去了大城市的一本。

哦，对了，其实我的病已经很严重了，高中时，我因为突然晕厥进过抢救室，误诊加错误用药成功让我长胖五十斤，因为长胖了，爸妈不让我吃饭，我又被生生饿出胃病……

还有，因为抑郁导致的躯体症状头痛，再加上自伤、他伤的创口，从高中开始，我经常吃止痛药，结果染上了药物滥用，现在生病的时候去医院除吗啡药物以外，所有的止痛药都对我无效。

三

大学了，一切都会好起来吗？我抽烟，酗酒，滥用药物，这一切，仅仅是为了让我好受哪怕一点点，让在我浑身难受濒临绝望的时候，给我一点点活下来的力气。我强迫自己去学习，去比赛，去工作。我知道我生病了，可是家里人从不相信。

后来，我自己去医院，确诊了重度抑郁、重度焦虑。知道滥用药物成瘾的危害后，我靠自己戒掉了。虽说戒断反应很难受，虽说最难受那会儿我昏迷了一天一夜，可和我以前的经历比起来，这些不算什么。药物滥用的代价是惨重的，我的肾功能出现问题，戒断到现在虽然已经一年多了，可还是被肾病困扰。

父母最终知道了我的病，而我也因为肾病和心理原因休学了。休学半年后，妈妈忍无可忍，她说我是废物，只知道在家躺着。她把我从家里轰了出去。身体状况欠佳的我，强行回到学校，开始复学。

我从那一天开始，继续内卷。真的很辛苦啊，可从家里出来以后，再难受，我也没有回过家。这，便是我不为人知的经历。

可是啊，再阴暗的角落也有阳光照进来的地方。即便是这样的生活，人前的我依旧光彩熠熠。在大学，我年年拿奖学金，我获得了好多好多全国级别的奖项，我的工作完成出色，我拿到了大企业的录取通知，复学后我跟着原班级上课，开学后的第一次考试成绩是专业第四，我是他们眼里厉害的人。

我练就了神奇的本领，我可以一边呕吐一边听网课，我也在医院一只手挂着输液瓶子一只手拿着书，盐水挂完了，一天的课也学完了。甚至，我还躺在急诊室的床上参加过线上面试，当然，我通过了。

我的身体很差，我三分之一的时间都在医院里，可我的生活，还是让人羡慕。哦，对了，我还有一个做设计师的男朋友，每天给我洗衣做饭；我的爸妈虽然从小不怎么关心我，但在物质上对我很大方，他们每个月给我好多好多生活费，能买正品的皮包和化妆品，姑且算是对童年的补偿吧。

抑郁症怎么了，一身的病又怎么样，我依然要活成所有人羡慕的样子。我想，地狱开局，也能被我打通关吧，毕竟，我超努力呀。

作者：端午的奇妙幻想

21岁，来自上海，喜欢画画、书法、剧本杀、狼人杀，分享各种奇奇怪怪的故事，和抑郁症相伴多年。

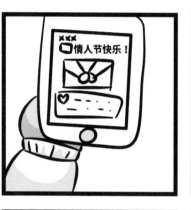

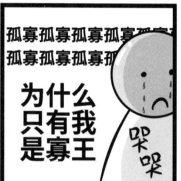

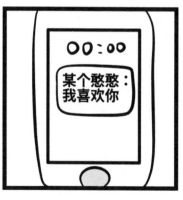

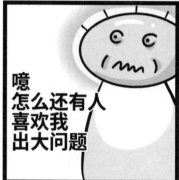

活下去，总有一天会慢慢变好

文 / 李宇（24 岁）

那个梦，也许是在提醒我还热爱着我的生命，热爱着我的生活。

有一天晚上我梦见自己要从17层高的楼上跳下来，我焦急地问自己：为什么要这样子呢？你死了以后可什么都看不见了，千万不要这么做，快回来呀！

猛地睁开眼，大口大口喘气，惊魂未定，才发现这原来只是个梦，暗自问自己为什么会做这种梦呢。

一、被压抑的情绪

在高三复读那年，我的抑郁征兆已经很明显了：脸上挂不住一丝笑容，整天闷不吭声，吃完饭就躲到房间。

时常感觉家里弥漫着一股恐怖的气氛，昏暗的灯光笼罩着死亡的气息。

离家里几百米远的地方发生了青少年斗殴伤残案。妈妈在我面前一遍又一遍生动地再现当时的情景，前所未有的恐惧向我袭来，我试图从父母那里得到安慰，却被呵斥不要参与这种事情的讨论。

这些血淋淋的事实对一个敏感的青春期孩子来说犹如梦魇，从那以后很长一段时间我很害怕出门，出门也要四处巡查周围的环境，生怕有人冲出来伤害我。

在父母面前，大大小小的情绪感受似乎都是需要被压抑的。它们像一潭无法疏通的死水，隐隐约约散发出腐烂的气味。

二、焦虑、自责和恐惧

2019年5月，在经历了对于工作极度无助的绝望、每天上班的路上都想着今天要不要去死、控制不住流泪的濒临死亡的感觉后，我终于因为适应不了实习工作环境而辞职了，即使那只是一份简单的前台工作。

内心的声音强烈催促我去医院做检查。在看到医院的确诊报告上赫然写着"抑郁症"三个字后，长久以来紧绷着的情绪终于松懈了，内心不由开心起来——我的行为和情绪终于有了一个合理的解释。

后来因为某些原因，学校知道我得了抑郁症，学校辅导员积极主动地安慰开导我。我告诉他，在大学正式毕业前我都不会结束自己的生命，因为我不想拖累任何人。

但是我没有告诉他，我在心里已经做好轻生计划：最多再活一两个月，然后就要找一座偏僻的山从上面跳下来，结束我这狼狈的一生。

那年我妹妹刚要上大学，当时觉得活着看她上大学是件多么奢侈又让人害怕的事：她能够好好度过大学吗，她会不会被人欺负，会不会读到一半像我这样？我无法等待事情发展下去，生命充满了迫不及待，仿佛下一刻死亡就要来临了。

艰难地等到大学毕业了，爸爸妈妈知道了我的事，让我回老家，所以我暂时搁置了我的轻生计划。老家的生活节奏很慢，适合放松心情。

但随之而来的是亲戚邻居的冷嘲热讽，在他们眼里，我是十足的"啃老族"：好吃懒做，不懂得为年迈的父母减轻负担，一辈子就这样了。爸爸妈妈也并不懂得我到底是怎么回事，只当我年纪小想得太多了。

居家的日子没有让我紧绷的神经松懈，反而越来越焦虑、孤僻，趋近精神失常。

闺蜜微信上向我吐槽工作的事，我会极度恐惧，想要马上找个地方跳下去；刷着朋友圈看到一起毕业的同学努力工作生活，会撕心裂肺哭到半夜，抓头发和撞墙，用针戳手腕，用刀在大腿上割下一道道血痕；我会把医生开的不同时间吃的药一股脑全吃下去，然后神经错乱地乱扔东西，破口大骂。

爸爸妈妈的一句责备的话可以让我掀翻桌子，痛哭流涕，想象着将他们掐死。紧接着又陷入无尽的自责，责备自己为什么如此没有用，为什么不能出去工作，不能让爸爸妈妈满意，责备自己竟然要伤害辛辛苦苦把自己养大的父母，整个人瘫倒在地抽搐。

很多次乞求老天，看在我这么努力的份上放过我吧，哪怕只是让我喘一口气。但是焦虑、自责、恐惧并没有因为我的妥协绕道而行，反而变本加厉。

每一次我觉得我好了，它就又朝我龇牙咧嘴，我像个不会走路说话的婴儿毫无反抗之力，蜷缩在角落瑟瑟发抖。

我意识到我不能再待在家里了，我需要走出去，去社交，去工作。

三、踏上了寻求心理咨询的道路

2021年4月，在老家住了一年多，我终于下定决心要来深圳试着找工作。避开住在深圳的叔叔、哥哥，借住在了闺蜜宿舍。

随着距离上的拉近，我们两个人之间的矛盾也无处遁形。她日复一日向我吐槽工作，抱怨生活艰难，将我当作情绪垃圾桶，不断拉扯着我本就疲惫不堪的神经，而我时不时的冷暴力也已将她的耐心消磨殆尽了。

那天吃饭，积蓄已久的不满终于爆发了。她突然扔下筷子对着正在狼吞虎咽的我破口大骂，指责我为什么把饭菜都吃光了，没有一点礼貌。我一头雾水，眼泪一下子就掉下来，不喜欢争吵的我还是咬着牙让自己平静下来，细声跟她道歉，勉强让两个人和好。

但就像一根卡在喉咙里的鱼骨，你试图吞下一口饭将其带下去，结果卡得更深了。我们的解决方式并没有触及问题的核心。

那天过后我心中的怨恨愈发不可遏制了，故意对她视而不见，亲近另外一个朋友。几天之后，她终于忍不住跟我谈了这个问题，大意是她对我太好了，可我总是忽略了她，不时给她脸色，带给她很大的心理负担。

难道只有她对我好，我对她难道不好吗？我想跟她反驳，可是话却硬生生被她堵回去了。我很绝望，在她面前放声大哭，她却只是冷漠厌恶地让我不要哭了。

巨大的黑暗向我袭来——她看不见我的难过，看不见我的痛苦！就在那一瞬间，所有悲伤的情绪都消失了，我对自己的号啕大哭感到莫名其妙，甚至想笑。闺蜜看着我前后巨大的反差，认为我精神已经出现了很大的问题。

几天后，反复无常的负罪感与怨恨让我正式踏上了寻求心理咨询的道路。

四、总有一天会慢慢变好

咨询的过程很痛苦，要重新面对那些曾令我绝望的事本身就很不易，有好几次都因为接受不了而想结束咨询。每次想放弃，期待改变的强烈愿望都将我拉回了咨询室。

咨询师引导我探究自己为什么会有心理障碍，鼓励我面对过去的伤害，释放压抑的情绪。我过去曾很多次渴望，在生命的道路上能有人给我积极的引导，念念不忘，必有回响，上天把咨询师派给了我。

她耐心地倾听与温柔地接受，让我的情绪慢慢地开始流动，看见自己隐藏在黑暗中的需要。

在做了半年的咨询后，我回了一趟老家，主动抱着爸爸妈妈狠狠地哭了一回，告诉他们我很害怕高中发生的恐怖命案，很愧疚无法工作减轻他们的负担。

他们先是很诧异，接着将我抱在怀里，告诉我不用害怕，他们会保护我的；他们也从来没有责怪过我，相反很感谢我在家里帮忙分担家务，减轻他们的负担。他们只希望我开开心心，身体健康，我像一个小孩被爸爸妈妈呵护，这很大地滋养了我的内心。

与闺蜜在另外一次激烈的争吵后我们决定暂时分开不联系，我离开她的宿舍，搬去我叔叔家住。咨询师说我们两个人像连体婴儿在心理上纠缠在一起，没有自己足够的独立发展空间。我想这段关系已经让我们疲惫不堪，暂时中断这份关系或许是最好的选择。

刚分开的时候，我难以适应没有她的空间和时间，强烈的空虚感向我袭来。我尝试做各种努力摆脱这种感觉：主动转向家里人求助，让他们陪伴开导我；去图书馆阅读关于心理学的书籍；学习做各种美食；尝试和喜欢我的男生发展一段新的关系。

慢慢地，身体有其他的能量注入进去，我开始感觉自己变得与以前不同了。

在继续做了一段时间的咨询、不断与内心的冲突做抗争后，有一天我发现考虑轻生的频率下降了很多。之前它每天都会在我的脑海里盘旋，现在一两个星期才会偶然想起一次。

开头提过的那个梦，也许是在提醒我还热爱着我的生命，热爱着我的生活。活下去，总有一天会慢慢变好的。

作者：李宇

24岁，来自深圳，从小学习优异，老师眼中的好学生，爸爸妈妈的乖女儿。上了大学，学会了抽烟喝酒、逃课蹦迪，短暂地做了个不良青年。因为暂时适应不了正常的全职工作，尝试做过洗碗工的兼职，大街上收废品挣钱，希望借着自己踏出的第一步，慢慢走进社会。"什么都可以尝试，生活不只有一种可能。"

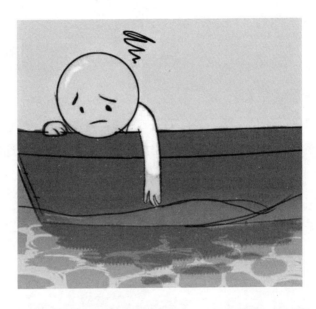

**小时候被夸聪明过人、漂亮可爱，
长大了才发现自己被骗了**

向死而生，我从黑狗的噩梦里醒了过来

文／尾瓜（20岁）

春深深不知归去来兮，野火不尽，夜里头烧出来一条亮堂堂的路，走上烫脚，不走又念想扑火。不如去，一路又蹦又跳，生出无影风火轮，霹雳不尽，立地成人。

2020年，我生了一场很重的病，又像做了一场大梦。梦境的底色是黑白，周遭鬼影重重，耳边噪声嘶鸣，我蹲在阴暗的角落，努力成为自己的影子。

四季转了一遍，我终于在第二年的盛夏醒了过来。没有人会一直停在过去，我回过头，最后一次看向它——这一年，过得又热烈又慌乱。

一

春寒料峭，在家备考的我们承受了比其他学子更大的压力。真的，真的是很难的一个春天。离高考还有一百天左右，我终于得以返校。

学校校长把衡水中学模式不管不顾地照搬过来，我们茫然又失措地埋头学习，看着倒计时一天天地过去，其实已经颇为麻木。2019年的紫外线过敏也一直没有好，我永远头戴着帽子捂着口罩，躲着炽烈的阳光，就像永远见不了天日的影子。

也许是因为备考的艰难和对自己未来的迷茫，我的体重骤降，从微微胖变成了纤瘦，食欲不佳，莫名烦躁，无法平静。那时不曾意识到，抑郁的魔掌已经逐渐伸向了我。

高考结束得很突然，我躁动的青春随它一起戛然而止。我怔怔然，甚至不觉压力的大山已经起来了，还是很焦躁，我只能终日里与好友为伴，仿佛抓住了救命稻草一般，疯玩到很晚才回家，我无法独处。

紧接着就是填报志愿。超常的发挥让我有可以选择的余地，可是我没有方向，无数人在我耳边絮絮低语。父母虽然告诉我，由我来选择院校专业，但是又控制着我的志愿，不要让它看上去很"偏"。我只感到了失落与烦躁，想尖叫想避世。

我是理科生，帮着报志愿的每一个大人都告诉我，该去那些热门的专业。"你这孩子兴趣怎么还怪得很，选那些专业出路不多，你一个女孩子就要轻轻松松地找个工作嘛。相信我们，我们走过的路多。"大人们如是说。

我不喜欢，又没有坚定的立场和一定的权力去反对。"你不喜欢我们选的，但是你自己又没有坚定的想法，那要怎么办嘛 。"他们摊摊手，怒其不争地教训我。

那时我的抑郁逐渐加重，但是他们谁都不知道，只当我自己是拖延和选择困难。我也这样觉得，于是草草决定了凑合的专业，点了提交。

2020年9月下旬，我顺利被第一志愿录取，结果出来时，我如高考结束时一般平静，没有我所预料的愉悦，也没有卸下包袱的释然。大家看上去都非常满意，很为我骄傲。周遭因我热闹极了，我却独自走向了灯火阑珊的地方。

开学前，某一天晚上我与朋友一起在路上偶遇了高中的生物老师，她日常总是很关照我，那天觉得我状态不对劲，还很关切地问我："尾瓜怎么看上去不是很高兴？"我微微一怔："老师，我挺好的呀。"

老师火眼金睛地提醒了我的状态，我却依然在混沌中。

终于等到了报到日，全家策划好，准备趁着报到的机会，到我求学的南京市旅游，夏天还在热烈地欢迎远方的旅人。可是旅行期间，我的焦躁从未平息，那是一团鬼火，灼烧在心脏。

报到当天，因为家长不能入校，我独自收拾好自己的东西。舍友们都还没到，晚上我独自一人瘫倒在椅子上，行李铺盖杂乱无章地摆放在脚边。无力感如同导火索，点着了一直压抑的焦躁与惶然。"我是个废物！"我无声无息地哭了。

巨大的孤独感轻柔地像菟丝子一样，紧紧缠绕进我的心：它以我心里的活力、热情与思辨能力为养料，把它们吞吸殆尽，生根壮大，伴随了我三个月的在校生活。

所幸舍友们人都很好，但是我们大家都保持着一种心照不宣的疏离。

在校几个月的时间里，我完成了辛苦的军训，在大学里竞选了学生骨干，组织完成了一次校内民族舞比赛，加入了天文社，参加了"南天联"（南京所有大学天文社总称）组织的登山活动。在外人看来，我是一个阳光上进的偶尔偷闲犯懒的女生。

可实际上，**我做每一件事情都很费力，比如吃饭、刷牙洗脸、起床和睡觉，每次都要逼自己去做；无法如以往一样社交，三四天里开口的次数不超过十次；我的手开始颤抖，甚至拿不稳筷子，进**

食会有异物感，以至于十分厌食。

我的思维也变得不太正常，很难理智看待身边的事物，头脑经常异常放电，胡思乱想，一旦闭上眼睛，极端的思维就开始打架，好不容易睡去了，早上转醒，不知来处的绝望如潮水一般漫上心头，甚至我还没来得及睁眼就已经感受到了莫大的痛苦。

我的注意力与记忆力差极了，看不懂书本字里行间的意思，看一行忘一行，我被迫反反复复斟读那些汉字与数字，这对于热爱阅读的我来说更是一种精神折磨。一时之间，我分不清身在人间还是地狱。

我竭尽力气，去做一个正常人该做的事。秋冬渐至，梧桐瑟瑟。我一个人走在凉如水的秋色里，无法自控地泪流满面。偶尔，我想回过头看看我曾经温和明朗的模样，入目却尽是大雾。

二

直到某一次心理健康主题的年级会，提到了抑郁症。我长期混沌的大脑忽然抓住了这个词语，颇有一些拨开云雾见月明的意思。

十一月，我尝试去医院就诊，我毫不意外地被确诊了重度抑郁。在诊室，我向医生问出了最后一个问题：这是抑郁症？医生点点头。我如释重负地对医生道了谢。她略微担忧又心疼地看着我，可是当时我无法理解这样的情感，只好在心中无所谓又困惑地忽视它。

确诊后便是开始服药，我刚开始不能适应药性，抑郁甚至加重了一段时间，几乎每时每刻都在发作，找不到片刻喘息的空当。我挣扎在"休学""回高三复读"和"继续读下去撑到寒假"这三个选择中。可是抑郁不等人，它挑逗着我，高高在上。就这样熬到了十二月，我与辅导员进行了一场面谈，最终选择了休学。

休学前，我告诉了最亲近的一个舍友我的情况，她惊讶极了。我后来查阅了一些资料，才发觉自己属于高功能抑郁症人群，也就是微笑抑郁人群。这既是幸运也是不幸吧，幸运的是我的生活即便出现了很严重的偏差，也能勉强行驶在轨道上；不幸的是，我被自己的表里不一深深折磨着。

　　曾经以为抑郁症是只存在于文学影视作品里的词，从未料到自己会与它有这般深的纠葛。我从小便乐观向上，也算顺风顺水地成长到了十八九岁，成绩不差，性格温和，人际关系良好，所有人都不曾想到有朝一日我会被诊断为重度抑郁。

　　不了解的人兴许会认为是我抗打击能力太差，不堪一击，或许是上大学后自己不适应，没有独立生活能力。我想，有很多人也是这样看待抑郁症群体的。可是我清楚，**这个疾病远远比大众认识的可怕得多，它从精神上折磨凌迟我，到产生严重的躯体障碍，每一次发作都是大汗淋漓、浑身战栗，我只想着如何能去结束生命以期结束掉这样的痛苦。**

　　休学回家后，我开始了一个人的作战，我唯一的"战友"是医生给我开的药。我喜欢在角落里独自舐舔伤口，不与家人分享感情，我非常抗拒这种感情上的联结（与我小时候建立亲密关系的失败有关）。所幸我的家人对我很尊重，让我自己有足够的空间可以疗愈自己。

　　2020年底，一只三个月的蓝白猫来到了我家。我叫它小瓜——尾瓜的小瓜。我深深地喜爱着这个神奇的小生命，小猫也极为通人性和听话。它陪伴着我熬过每一个失眠的漫漫的长夜，在我对抗病症时无声地照顾着我。小猫是我的第二味良药。

　　"2021"悄无声息地出现在了日历的封面。休学在家的日子很舒服，我不再担心学业，不再挂心人际关系，不再伪装自己的完美无缺，睡觉吃饭爱怎么来怎么来，哪怕我仍然需要积攒很久的力气去做一些小事。

春节照例红红火火地筹备了起来，我们家里冷冷清清，往年都是我写春联，今年是毫无心力，也很厌恶这样一个热闹的节日，我不能适应这样的氛围，我认为自己会被灼伤。父母一口答应了我不写春联的请求，并让我休息在家，不必跟着他们去面见亲朋好友。我松了口气，逃避可耻，但有用。我安安静静地与我的猫待在一方卧室，与我的好友们线上聊着天。

正月十五那天，我们家乡有跳火把、放烟花的习俗，全县城都会上街逛，欢欢喜喜过完这个年。我忽然心里冒出了要出去走动的想法，这是平日里几乎不会发生的事。

我与爸爸走出家门，我自觉在人群里像个机器人，闷头走路。街上人头攒动，热热闹闹，火把的光热烈地在昏暗的傍晚跳动。虽然人们素未谋面，各不相识，但是都欢乐而亲切地从火把上依次跃过。我的眼睛新鲜地盯着大街上的人，像那婴儿初次被抱到大街上走动的模样。

我看到了一个四五十岁的大叔，穿着橙色的工作服，推着老旧的自行车，应该是下班后要回家。他看着离他最近的火把，自然而然地把自行车停在路边，然后很是一番雀跃地跟着别人跳了过去。然后他笑着又推起了车，平静坦然地继续向前走。我的目光一直跟着他，就好像他突然施了魔力。我看着他在人群中消失，然后望着那处失了神。这样平凡的一幕忽然鲜活了起来，让我的心脏狠狠一缩，我好像就在自我混沌的迷雾里窥见了一丝人间的模样，可惜只有一瞬间。

烟花不停，各大商场前摆好了名贵的烟花爆竹。明亮的焰火接连窜上天空，爆开了新年最后的热烈。我的眼前是万家灯火，热乎乎的人气轻轻地包裹住了我，我在欢乐的人群里泪流满面，热热的泪水刺得心跳都急促了起来。大半年来一直冰冷又荒凉的心这个时候破开了一缕缝隙。新的一年真的来了，我在心里后知后觉地默念。

三

北方的初春依旧冷冽，抑郁仍然要找上门来。

我不时地倒在床上，蜷缩成一团，咬着牙握紧拳头，指甲被大力刺进皮肉，些微的疼痛不时地让我感到痛快。我的挚友们，偶尔要承受着我痛苦嘶吼发泄的长篇大论，然后无措又温和地陪伴着我。可是疼痛难解，好友们的言语只能缓解我的痛苦，我僵化的思想无法为自己寻找出路，只觉死亡才是唯一出口。

我在二月底悄悄停了药，囤着它们，有点害怕又有点期待着某一天，可以借着它们获得解脱。我熬不到抑郁结束了，我难过地想。

一周后，我去复诊，隐瞒了擅自停药的事，不出意外症状加重，医生很严肃地让我继续好好吃药。出了诊室后，我忽然开始害怕死亡，我不愿意被它这样轻易支配着去自尽（擅自停药是绝对不可以的，好好吃药才有好转的可能，停药的副作用太大了，一定不要尝试）。我又拾起了被自己弄得乱糟糟的生活，并在复苏的季节踏上了寻春的旅途。

我在三月的西北看到了一簇一簇的恣意绽放的桃花，在四月的成都吃到了清甜的冰粉，在五月的广州吹到了南方热烈的风。

时光一边一寸寸割下了我与过去的联系，又轻柔地在我的伤口上撒上清创药。我挨过了每一次痛苦的抑郁发作，从地狱里一次次挣扎着爬出来。它试图让我倒在那滔天的心理与生理的痛苦下，我

每每都差一点点屈服。但是，当痛苦蜷缩在床上无声嘶喊时，我一边泪流满面，战栗不止，又一边看向外面碧蓝无垠的苍穹。

外界春光灿烂，欣欣向荣，衬着我的残缺，让我有点难堪，却又让我渴望着窥见那一线光亮。抑郁的狂浪慢慢退潮，发作的间隔越来越久，我终于第二次获得了生命。

四

九月底，我正式复学，再次踏上求学的道路。新的宿舍很融洽，每个人如同去年我遇见的一样友好，原来不是大家很疏离，而是我因生病而先一步封闭了自己。

我曾以为，复学后会迎来与去年一样的棘手局面，但是一切都在慢慢变好。原来我可以听得懂艰涩的工科课程，原来收纳整理这些小事没有那般费力，原来可以生活得这么轻松。**抑郁好转就像是一种顽强的生命倒序生长，生命的坚韧让我们向死而生。**

所以啊，是抑郁这个该死的小妖精阻碍了我的生活，而不是生活本身。

我知道，很多人在病中看不到好转的希望，很多人不被周围的亲人、好友理解，那就寻求伙伴吧，寻求可以让你坚持下去的理由。

休学的那段时间，我在线上认识了很多温柔又有趣的朋友。他们在认真生活的同时，用爱去帮助、陪伴更多生病的同龄人。我们互相分享书籍，一块学习高数，分享手工，晒一晒自己的宠物，打卡自己的配音作品，或者是陪伴正在生病的小伙伴。不同的小角落，同样的包容与接纳。

其实，求生的本能从一开始就在我们的心底。抑郁的黑狗为何不偏不倚就选中了我，生活也给不出一个像样的答案。

我不会去感谢黑狗，却也不会去憎恨它。只能说，我从中获得了别人不曾有过的生活经历，并完全由我自己，找出了生路与未来。

也许以后，这个我不喜欢的老朋友还会敲响我的门，但是，未来如何，我愿意交给未来的自己把控。

现在，我再次划着我的断桨，出发了。

作者：尾瓜

一个迎风生长的瓜。20岁，在校大学生，"渡过青春号"宠物群和读书群副群主。

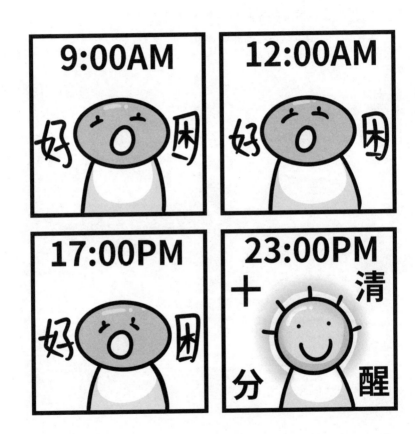

劫后余生：请尽力为自己而活

文／柠西（22岁）

在戒断反应中，陷入绝望和悲痛

已经有好长一段时间没有写作了，因为我觉得我最近发生的事根本不能用文字来让人感同身受。但是此刻的我似乎豁然开朗，所以我打算说说我的故事，也许对"郁友"们会有帮助。

事情还得从2021年的10月份开始说起。

10月中旬，我检查出怀孕了，意味着我将会和我爱的人有一个可爱的宝宝。

并不是意外怀孕，在备孕前我自以为是地查阅了我所有药品的说明书，发现只有氯硝西泮写着孕妇禁用，所以我把氯硝西泮给停掉了。

但是我并没有把我的这个计划告诉我的父母和医生，因为我知道他们肯定会阻拦。怀上宝宝时，问了我的主治医生，医生说这情况有点复杂，得去问问妇产科医生的建议。

后来我去了好几家医院的妇产科，得出来的结果都是让我和专科医生商量。

心凉了一大截，只有我自己知道，当我知道肚子里有一个小生

45

命的时候，我就好像活了过来，我的生命里有了一丝生机、一抹光亮。我的抑郁好像完全好了，因为那个小生命，感受到了母爱的力量，特别幸福。

我甚至为了能生出一个健康的宝宝停了所有药，"郁友"们都应该知道这个行为有多么的危险和愚蠢。

戒断反应很快就来了，身体和精神的双重折磨让我投降了。

理性告诉我，不能拿孩子的健康作为赌注去满足自己的私欲。11月底，爱人陪我去医院做了人流，做出这个决定我是很痛苦的，我也为我的无知付出了代价。我的光好像又灭了。

抑郁症最让人痛苦的一点估计是绝望感吧，是一次次当你以为自己彻底痊愈了，回归到正常生活中的时候，它又会马上出现，把你拖进深渊里。

如此反复之下，就会让人陷入到绝望感中，仿佛没有出口和尽头。一次次以为自己被拯救，最后却又摔回谷底。

在我最需要陪伴的时候，爱人他却整日忙于工作。我不知道我是怎么熬过那段时间的，在我还没有从失去宝宝的悲痛情绪中缓解过来时，他选择离开我，一心投入到工作中去。

这对我来说无非是致命的打击，每天都在哭泣中度过，醒着是噩梦，睡着做噩梦，我强烈向往着死亡。

入院后，平和地选择为自己而活

2022年1月6日，我终于撑不住了，晚上一个人回到那个曾经和他一起生活过的家，让我喘不过气，那种窒息的感觉至今想起都会打怵。

死亡占据着我的脑袋，那天晚上我买了两瓶啤酒，把全部药都拆开就着啤酒吃了，大概半个多月的量。我没有害怕，只是安静地等待。

在我快要晕倒的时候，脑海里一直回响着妈妈跟我说过的那句话："你不在，妈妈也活不下去了。"我也算是一个当过母亲的人啊，我能理解失去孩子的痛。

那时候我痛恨自己，给了他生命又亲手扼杀，而我的妈妈为我操劳了一辈子，我不能这么自私！

于是我撑着仅存的一点意志，拖着沉重的身子去把房门打开，等待正在赶来的朋友救援，随后晕倒在地。

再次醒来已经是两天后，我还在急救室里，身上插满了管子，手绑了束腹带，无法动弹。喉咙也插了管，嘴角一直流着唾液，说不了话，只能通过呻吟让医护人员帮忙擦唾液。

不知又过了多久，我终于从急救室转入了重症病房。听妈妈说我抢救了一天一夜，洗了两次胃，换了两次血，医生一直找她签字，她的手一直都是抖的。

后来我出院了，又立马去了医院，这是我第三次踏入住院部。接受治疗，按时吃药，努力活着就是我需要做的事。

经历了这次生死较量后，我不再对死亡有任何想法。为自己而活，尽力做到这个就好了。

去做任何你想做的事，不要怕碰壁，不要怕摔倒。现在所做的所有事，都是在为未来铺路。吃亏不怕，成长就好了。

快乐其实很简单，就看你对快乐的定义。不异想天开，不好高骛远，脚踏实地，生活就这么过了。每个年龄段的想法都不同，做在你这个年龄段该做的事。

路很长，慢慢走，总有一天，坎坷的路会随着你的心境变得平静而平坦。

人不一定要成长为玫瑰

故事就到这里。我想说的是"郁友"们一定要好好爱自己，善待自己，不要因为一时冲动做出不可逆的事。

人不可能一辈子都是顺的，总会摊上点什么事情，金钱上的损失都是小事，早晚都会赚回来，就怕人留在坑里出不来，把自己的信心、梦想以及良好的品质丢掉，那才是最致命的。

很多事情都会慢慢变好，朝着之前立下的目标慢慢靠近。不是有意义才去做，而是去做了才知道意义是什么。人生那么长，别着急，一步一步慢慢来。

我现在才觉得，是在为自己而活了。无论你活成什么样子，都会有人说三道四，这个世界我们都只来一次，吃想吃的饭，见想见的人，看喜欢的风景，做喜欢的事。

你不一定非要长成玫瑰，你乐意的话，做茉莉、做雏菊、做向日葵、做无名小花、做千千万万。

当你足够爱自己的时候，你不仅是爱当下的自己、未来的自己，你也爱过去的自己。

当你更爱自己时，就会对自己有更多耐心和信心。无论从现在回望过去，还是从现在展望未来，无论从哪个时间线的方向去看，你都可以坦然地、了无遗憾地面对自己的过去，充满信心且舒展笃定地走向未来。

当你足够爱自己的时候，你不仅可以爱你自己，你也会很自然地把对自己的爱传递给别人。

因为当你的爱足够浓郁的时候，这个爱就会溢出来，然后它就会自然地流向你身边的人，去慢慢辐射向一个更大的范围。

你也会更好地爱你生命中的每一个人，滋养每一个人。

最后，这份爱也会回流，更好地滋养你自己。

爱自己，也是接纳过去的自己，走出旧有的生命剧本。

爱自己是终身浪漫的开始。

作者：柠西

22岁，来自广东佛山。一位正在用力生活的5年重度抑郁症患者。

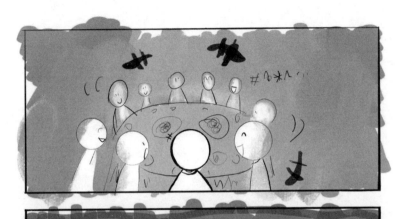

果然还是离开家长
比较轻松啊!

减负的不光是学业,
更多的应该是父母多余的爱

我曾与死神擦肩而过

文 / 天堂（14岁）

这件事，似乎是发生在去年9月。具体时间已不得而知，此时把残留的信息碎片写下，以防记忆消逝。

那天晚上，我和家长又是一轮新的争吵。我不满生重病还要上四门补习班，母亲则认为她至少还有另外两科没让我上，已经够体贴的了。

争执无果，我忍着难受进了自己的卧室。

屋里没开灯，仅靠其他高楼中的零星光亮。月亮流不进钢铁森林，只能在树梢落下一滴泪。四周一片安静，只有楼下电视机中传来的细碎声响。

我靠着床头，不停地流泪——什么都不对，彻底出错了，好难受，为什么不管怎么样难受的都是我……

以往转移注意力的方法统统失效，我动不了，只能被迫直视扑面而来的绝望；我无法思考，头脑一片空白，抑或是疯狂地运转，我不知道。

从哭泣转化到压抑着的哀嚎，我靠在床上蜷缩着。目光发散间被窗外的漆黑吸引，着了魔似的向着它靠近。

我像是块被吸引了的吸铁石，紧紧地贴在玻璃上。

地面好近，6层楼的高度好像近在咫尺。

想再看得仔细些，我这么想着，慢吞吞地打开窗户。似乎有什么在阻止我，但没关系，我还是蹲在了窗台上，向外探头。

想解脱，好想解脱。

其实没有人天生想死，只不过是生的痛苦已经超过了死。这时后者不是过激，而是保护自己的最优解。

其他人的病并非难以医治，只要能够研发出对应的药，大部分人都可以治好。但没有人可以治好一个彻底想死的人，我们的躯壳仍在，但内里早已被搅成了血肉模糊的黏腻。

当我们跳出窗外时，我们已经是由肉块胡乱粘合成的、悲鸣着的生灵了。

我死死盯着地面，它旋转、抬升、加重，像是冰凉的厚毯，将我紧紧裹住。

冲动越来越强，我几乎半个人都挂在外面，蓄势待发，脑中开始浮现自己死后的各种画面——亲人朋友的悲痛、邻居的抱怨、警察的盘问。

对不起，我只是太难受了，我只是想好受一点而已……

我长久地蹲着，手脚被秋夜的风冻得冰凉，却始终没有踏出那一步。

"先回来吧，外面太冷了。"

不知过了多久，我这样对自己说。

"死了不能复活，但活着随时可以迈出这一步。所以我们不用着急，先进屋里暖和一下吧。回来吧。"

就这样，我踉跄着跳下来，瘫倒在床上，大口大口不停地喘着气，幅度大到肺都传来了撕裂般的疼痛。

但我不在意，这是我还活着的证明，是我还没有被彻底摧毁的证明。

原来我是想活着的啊。

这个肮脏的世界给我带来了满身伤痛，但它又向我展示了无尽的美丽。

再活一阵子吧——
为了我的猫
为了我的家人
为了许久未见的朋友
为了春天的第一场雨
为了夏天的第一口冰可乐
为了秋天的第一片红叶
为了冬天的第一支糖葫芦

作者：天堂

14岁，来自北京。生随心，死无悔。

第二篇

黑暗中的光明不会不到，只会迟到

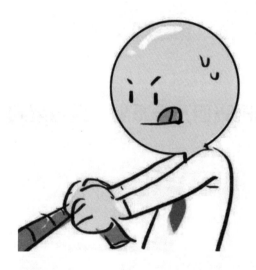

难过时，要学会自欺欺人，
放心你绝不是这是世界上最惨的人

守护神会在每个人最困难的时候出现

文 / 杠铃（21 岁）

引子

我只是个很普通的人。

没有发光，没有大喜，没有大悲，平静得像死水，甚至不知道为什么生病，只是庆幸情况有好转。

卢老师让我写下康复的过程，希望给那些仍然在黑暗里的孩子一些力量。平凡如我怎么能给他们带来希望，所以我拖了很久很久。

励志鸡汤太油腻，病情分析又不专业，所以打算把自己的一小半人生写出来，希望可以给他们一些启迪。

我知道，像我一样的孩子，可能总有一些放不下的事，一些回不去的过去，或是糟糕的现实，逼迫你生病，关注自己。没关系的，其实很多人都一样。

得这种病有最强烈的孤独感，感觉自己与他人那么不同。但要相信有趣的灵魂终会相遇，打磨自己虽痛苦，但如果你有想变成的样子，总有人愿意倾听你的故事，了解你的感受。

不要在意那些外面的评价，也不用感到自卑，做自己，开心最重要。

一

越长大越喜欢夏天，尤其是夏天的夜晚。

乡下夜晚有它独特的韵味。它不似城里，即使夜晚也如白昼，不夜城携着疯狂与迷醉驱走人类自然的疲惫。

乡村黑暗中的每一声蛙叫、每一缕晚风都是从傍晚开始酝酿的，很认真地组成小村安眠曲的音符。

那时我还小，欣赏不来这独特的夜晚风情。乡下的晚上，黑得让人窒息，爷爷为节省电费早早关灯，只留一台老式电视机在试图安抚我的不安。

那时最大的愿望，就是希望晚上有灯。其实月光也很亮，可太过惨白，凉飕飕地带来阴气。

故事从这时开始。不过地点不一，我常常辗转于不同的地方，有时是外婆家，有时爷爷家，有时又和舅舅住一起。

五年级后，我才和他们开始长久的生活，仿佛找到了根，停止漂泊。但我总是要小心翼翼地讨好，不敢多问，埋头苦干，浑然的自卑总把简单的事情糟糕化。

很多琐碎的家务硬着头皮上，只是困难重重，电饭锅不会开，洗碗不干净，不懂用柴火烧水，一边模仿一边实践。那时候就觉得，可能很努力也过不好生活。

父亲是个暴脾气，你永远不知道他为什么突然生气，为什么突然被打。衣架、椅子、棍子都是工具。第一次炒肉菜不熟，菜被摔到门外。但是停电太可怕了，我鼓足勇气敲开他们的房门，被一通臭骂。

一个五年级的下午，我很早就去了学校，但要交作业时发现本子没带，我急忙回家，却看到这样一幕——从小就知道父亲会打人，自然知道她吃了不少苦头。可那么让人心疼的画面一下就撞入

58

眼里，猛烈的难过涌上心头。

水缸碎了，里面的清水洒得满地都是。屋里一片狼藉，头发凌乱的她哭着坐在地上，旁边站着像魔鬼一样的父亲。

我不敢吱声，小心翼翼地绕过男人，忍着眼泪很小声地问："妈，你没事吧。"

"没，快去学校吧，要上课了。"她红着眼睛平静地说。

我应声走开，没有回头。

我懂那种大人的不堪不应该出现在我面前，她有她的自尊。父亲爱我们，只是脾气太诡异。我们也爱父亲，只是害怕比爱更多一点。

日子一天天过着，我那时还不懂什么叫行尸走肉，只是有时太过烦躁，会产生轻生的念头，小刀在手腕上刮了又刮，怕疼就放弃了。

我性格里带着天然的马虎，言行不一闹出很多笑话。我以卖丑为荣，为了得到别人的关注，即使是被嘲笑也毫不在乎。

那时我学会讨厌很多人，张牙舞爪和夸张的语言表达是我的保护色。

二

糟糕的事情太多，但有个东西还算幸运。

家不远处的后面有一棵很大的榕树，树下是荒废的小神社，散发着孤独的气息。

每当我难过时，我就会跑过去和神社说话。那时候我最纠结的是自己的成绩，其次是朋友。我总是很虔诚地和神社谈心，把所有的心事都告诉它。

自打转学，我的成绩并不好，但这边有两个可选择的初中学校。可能说多了，神社也上心，小学毕业后，父母选择尊重我，把我送到想去的中学。

只可惜上初中后常年住宿，很少找神社，更是在一次搬家后，彻底和这个老朋友告别了。

但我感觉它是舍不得我的，即使我忘记了它，它却在中考前那晚的梦里出现。那个像戒指一样小小的身影说是我的言灵，最后护得我中考时，考出初中三年最好的成绩。

初中开学第一天，母亲把我送到宿舍就离开了。我利索地刷刷洗洗，整理行李，挂蚊帐、套床单一气呵成。

来得有些早，舍友还没到，我无聊地把学校逛了一圈，再到宿舍时她们已经来了。大包小包的行李堆得屋子拥挤无比，偏偏人也多，全家人出动整理内务，一片嘈杂。

我发挥自来熟个性，很快就打成一片。夜幕降临，熄灯后第一次离家的舍友们很快忍不住低声抽泣，我因为小时候思念太用力，那个夜晚反而冷静。

初中三年，我相比小学成熟了，可我还是喜欢夸张地表达自己的情绪，惹得不少人讨厌，后面觉得无趣便渐渐收敛。慢慢地，我有了除神社外的朋友。

神社只是倾听者，朋友却不同。所以我没有一味地释放情绪，开始笨拙地学习维护关系。

整个初高中对我影响最大的是菲，我对她倾注人类所有的情绪：讨厌、嫉妒、喜爱、依赖、迷恋、崇拜、占有欲，如丑陋的野兽伺机而动。

除了菲还有一个人是蚊子，她是美好的。三人里，我和菲最喜欢的是蚊子。她长相可爱，性格软萌，随手就能画出漂亮的动漫人物。

我把她们当作珍宝，三个人打打闹闹，同进同出。那段时间我尝到世上最美妙的滋味，轻飘飘梦幻的感觉让我一切以她俩为重。

在那个成长的混乱时期，单纯的三人世界自然比其他的人际简单太多。可我还没懂得如何去维护得来不易的感情，患得患失的负面情绪便蜂拥而至。

像处理家务一样，浑然的自卑让我把简单的事情复杂化。仅仅在自我顾虑的一小段时间，我突然发现三个人的世界只剩她们两个人了。

猛烈的委屈和强大的自尊心让我拒绝重归于好。当时三人同一宿舍，我在生闷气时，很像一块阴暗的苔藓，窝在没有太阳的角落暗暗羡慕。

我注意到她们感情更好了，买了同样款式的低音炮（以前没有便携式播放器，听歌都是用外放的低音炮），宿舍熄灯后是她俩的主场。我舍不得讨厌温柔的蚊子，所以把情绪都转移到菲身上，我做了最擅长的事——逃避，少回宿舍。

那段自我闭塞的时间，没人理我。我也拒绝沟通，把注意力都放在学习上，排名从班级倒数到中上。

有人开始投来羡慕的目光，我反而压力更大了，成绩的稍微退步就能让我歇斯底里。

三

我的高中也很普通，没有小说梦幻的相恋情节，没有乱七八糟的人际往来。除了偶尔的校园冷暴力让人觉得糟糕外，都是简单充实的刷题生活。

戏剧化的是，上了高一，我和菲文化成绩相近，班级相邻，双方成熟不少后，自然而然地和好了。蚊子走上画画道路，去了艺术班，她有了新的身份和朋友圈，我们和她的联系反而慢慢减少。

学期开始，除了认识舍友和座位附近的人，我的人际中心还是菲。我骨子里是害怕寂寞的，所以对她很上心，之前的厌恶和嫉妒神奇地转化为依赖和喜欢。

文理分科，我和菲分到一个班。按道理关系会越来越好，可我忘记人类是会进化的，我们两个都在变，只是我的变化跟不上她。菲成绩优秀，分班后当上数学课代表，自信乖巧的她朋友圈扩大很多，而我还是碌碌无为地待在她身后。

高一下学期分班那天，文科重点班只有两个，我去其中一个班没有看到她，着急上火想跑到另外一个重点班，准备出门时我看到她进来了，身边簇拥着很多人。

菲有点不好意思地拒绝了和我一起同坐的请求，我很失落，但想到之前蚊子的事情——太强的占有欲容易毁掉关系。

其实一早就注定了结局，只是我太过执迷，以为最早参与她的生活，了解她的经历，我便是独一无二的同行者。其实冷静一点，看看那时候的自己，怪脾气不合群，厌恶集体，心口不一。

她很勤奋也很聪明，我像个不开窍的蠢蛋，很难跟上她的节奏，怕耽误她所以故意分开行动，结果让两个人生疏起来，难得的相处时间也是无言。

高二下半年，我大病一场，严重的荨麻疹。我请了很长的假，长假结束后回到学校，我也会经常生病。其实身体的瘙痒不算什么，可怕的是脸上的痘痘和荨麻疹组合，对我是一场毁灭的打击。

初中满脸痘痘的恐怖经历在高中再次出现，那段时间我变得异常暴躁，同时把菲推开了。我麻木地平衡着学习和生活，毫无生气地过了一天又一天。

平衡却从妹妹找我那天开始打破。她和我同一学校，我读高中，她在初中。**那天她哭着抱住我："姐，我想抱你"。而我心里却萦绕着一个想法：我也太糟糕了吧，连亲妹妹都不会安慰。**

在那之后我渐渐崩溃，天天想着逃离学校，到了走火入魔的地步。家人一把我送到学校门口我就哭，怎么也不肯进去。

我只想躲在房间腐烂。但他们苦口婆心地劝我很多次，这是最关键的时期，咬咬牙，我去上学了。

清醒，入魔，崩溃。

我真的很想放弃自己。旁边的很多人看出我的异样，她们把小纸条传过来鼓励我。其实大家并不知道发生什么，连我也不知道，只是毫无理由地觉得痛苦。

在高三的重压下，我不敢把脆弱暴露出来，只能躲在厕所拨通母亲的电话。父亲在一旁听了几次后，把电话拿过来，很认真地说了很多。那段时间是我和父亲十几年来交流最多的时光。

甚至有一天我又崩溃，他即使喝酒了也跟跟跄跄来学校安慰我。我哭了，他也哭了。

那么可怕一个人，他祈求我，女儿，爸爸希望你做个有出息的人。那是我第一次见他哭。最后三十多天，我想我必须撑下去。

高考结束，我乖乖地当个没有生气的提线木偶，度过兵荒马乱的志愿填报，如愿完成高考使命，让红灿灿的录取通知寄送家门。

可对我而言，无论是家还是学校，都没有归属感。我好像只是一个"地缚灵"，不得已才只能在这个范围生活。果不其然，经历更加严重的失眠、自残，甚至尝试轻生后，我只能办理休学。

我一心求死，偶尔理智回笼也抵不过恶魔，不想别人关心，更不想面对生养我的人。

姑姑想拯救我，我被她接过来生活。我做了太多疯狂的事，身体和灵魂千疮百孔，有人伸出援手自然是好，可我必定沾她一身血腥。

见面时她说:"你瘦了好看很多啊,看起来挺正常的嘛。"我笑笑,姑姑看着电梯里的反光镜,继续道:"真羡慕,满脸的胶原蛋白。"

闻言我才反应过来,这一年我刚刚成年。

四

离开世界的中心,让我长舒一口气。吃喝玩乐占据生活的全部,所有让人快乐的事情我都去涉及。

早起去公园,慢悠悠地散步,看爷爷奶奶们打太极,人一多就回家,刷剧玩游戏;晚上和小朋友斗智斗勇,一起看小猪佩奇。按照医嘱,当朵小花按时晒太阳,情况好点就去运动。

如果总有什么是救赎,我想仅仅只有四岁的晴天就是。小小个的,很吵,很甜,很可爱。

因为擅自停药带来严重的撤药反应,有天晚上我边哭边拿起刀,突然想到家里还有晴天,就把刀放回去,疯狂打游戏。接着不吃不喝,从早睡到晚,拒绝洗漱和整理自己,毫无生气地活着。

关心我的姑姑从一开始的暴跳如雷到之后的流泪崩溃,"如果真的出了什么事,我怎么和你爸交代?"

对不起,我只能一遍遍地在心里说,呆呆地看着姑姑说不出话。只能强打起精神来,伪装正常。

那么美好的晴天,我舍不得让他沾染我的黑暗,所以总装着和他玩得很开心的样子。渐渐的,我的中心是他,而不是负面情绪。

我喂他吃东西,陪他出去玩,哄他睡觉。因为要做个榜样,反而缓解了放弃自己的想法。

以前我一度怀疑自己在世上毫无羁绊,但有个晚上陪他睡觉时,我突然很想哭,他一把抱住我懦懦地说:"表姐我害怕。"我止住眼泪，拍着他："不怕，我保护你。"内心一下子有了勇气。

表面是我要照顾他，实质是他拯救了我。

休学一年里，病情向好，虽有反复，但能克制住糟糕的情绪和不必要的想法，按部就班地经营自己的生活。

我跟姑姑学了很多道理，褪去一些学生气，多了点烟火味。期间还鼓起勇气去做兼职，挣到人生第一桶金。

姑姑做到了，她把我从深渊里拉出来，让我相信世界很好，阳光明媚。

成年的世界不允许情绪化表达，时刻理智步步谨慎，柴米油盐是生活的主旋律，有时连憧憬都是很奢侈的事。所以我渐渐理解父母那些束缚的要求，也理解了他们那些莫名的爆发点。

人生皆苦，我以为自己并不喜欢这个世界，可逐渐发现有很多割舍不掉的东西。可能我还是会掉下去，不过我会再爬起来。

无论是在家还是学校，我总是如此幸运地遇到很多善良的孩子，我想把他们记录下来，永远珍藏。

谢谢这些温柔的人和零星的善意，凑成了闪闪发亮的星河，照亮我原本看不见的未来。

作者：杠铃

21岁，来自广东一个休学又复学，入魔又成人的普通女孩子，躁郁症治愈后期，再吃 5 个月的药可以彻底停药啦，我是读书群群主，期待我的文字给你力量。

网络中的我

阿巴阿巴
有仇必报 你敢惹我？ 屁话一堆
活泼 开朗
话唠叨叨　　我最牛！
歪比巴卜
祖安带师
啥都不怕 游戏真香！

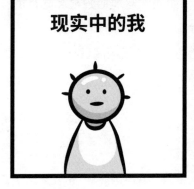

现实中的我

我是哑巴
别找我说话
我们不熟

平凡之路：在抑郁和遗传病夹击下重生

文 / 二甲呱呱

我曾经跨过山和大海

也穿过人山人海

我曾经拥有着的一切

转眼都飘散如烟

我曾经失落失望失掉所有方向

直到看见平凡才是唯一的答案

……

我曾经毁了我的一切

只想永远地离开

我曾经堕入无边黑暗

想挣扎无法自拔

我曾经像你像他像那野草野花

绝望着也渴望着

也哭也笑平凡着

……

时间无言　如此这般

明天已在　风吹过的

路依然远　你的故事讲到了哪

——《平凡之路》朴树

　　我本来都计划好了，到上海后找个安静的地方认认真真写封遗书，然后看一次海，永远留在海里。

　　火车票是临时订的，只有站票，十几个小时的车程我妈陪我站了一路——在她眼中这只是一次普通的求医。

　　深夜，热闹一整天的车厢安静下来了。我站在列车门口，透过窗户，看路两边的大树和电线杆从我眼前残影一般掠过，脑海中的思绪也随之掠过。

一、　我曾经堕入无边黑暗，想挣扎无法自拔

　　2017年的时候，我总想穿越到半年后，看自己是不是还活着。

　　那时我刚刚结束一场失败的异地恋，一开始是吵架、分手、和好、再吵架，这是每个月几乎都要上演的循环。最后破裂的导火索是，翻他手机看到我俩确定恋情后，他还在跟其他女孩纠缠的消息。我开始自我否定，是不是我不够好、不够漂亮？怪不得他从来不肯在朋友圈放上我，怪不得他在寝室群里告诉室友他是单身……

　　这些念头杂草一样在我脑内疯狂滋长，根深蒂固，我开始整夜整夜失眠，整个世界仿佛像按了暂停键。

　　上课时，我盯着黑板，眼泪却掉了下来，我越擦越多，怎么也止不住。我想逃，逃往一个只有我自己的地方，我觉得自己是个怪物；同学跟我说话我却总是走神，参加的小组任务因为效率太低每

次都拖延小组进度，只能被迫退出。

有时我用"最近课不太多""天气不错""可以吃甜点"来保护自己的情绪，可是一个微不足道的小事，比如别人踩了我一脚没道歉，就能让我所有伪装好的盔甲彻底崩溃。

身边人逐渐发现我的不对劲，来问我，可一向性格要强的我难以将这些事情倾诉出来。何况，我那些难受得不得了的事，哪怕在朋友眼中，却是轻飘飘的，我听了太多太多"你想得太多了、你想开点、你不要这样想"这样的话。

尽管我本身是学医的，但我当时对抑郁症了解甚少，那时候我只觉得我可能就是太矫情了，受不了失恋的打击，这一错误的认知也是后来导致我抑郁症反复发作的根本原因。

我做了个梦，梦见沼泽里的手捂住我的嘴，把我彻底拽了下去，我伸出手，却没人接。

二、 我曾经毁了我的一切，只想永远地离开

这次去上海看病，源于我的腿脚问题。

我们家族有遗传病史，目前仅我和我姥爷发病，发病症状和帕金森很像——走路时只能走小碎步，颤颤巍巍。自我8岁发病那年，我妈带着我跑遍了我们周边所有大大小小的医院，甚至还请过神婆，让我喝下的香灰水，至今想起来仍觉得口干唇涩。

后来总算是找到合适的药，缓解了我的症状，可由于药里含有激素，我的身体在短时间内像吹气球一样膨胀了起来。由于我怪异的走路姿势，肥胖的体型，我的童年是在嘲笑声中度过的，这也深深地将自卑与敏感刻在了我身体里。现在想想，在童年时期一直就有个地雷埋在了我身边，躲过了敏感叛逆的青春期，却在20岁那年引爆了。

后来上了初中，进入青春期，我逐渐在意身体的变化。我偷偷

停了药，后来连我妈也默许了，她曾经因为害怕有人发现我每天吃药而知道我的病史，而把我的药瓶上面贴的标识换成了自己手写的维生素标识——在她看来，遗传病同传染病一样令人不齿。

在我深陷精神沼泽、状态每况愈下时，我发现我不会走路了，是真的不会走路了。我走着走着，常常要停下来，告诉自己，现在，抬左脚，对，放下来，然后抬右脚，往前走，放下来右脚。如此简单以至于每个人都不需要过脑子思考、自然而然就能做出来的动作，却让我时常僵在路边。我那时候充满了恐惧，害怕自己会变成瘫子。

我不知道这是什么病，它的发病机理、进展预后，我一无所知。和我得了同样病的姥爷，据说年轻时曾找赤脚医生看病，结果不仅没有好，还成了哑巴，精神也出现了问题。最近几年，恶化到走不了路，以一种畸形怪异的姿势蜷缩着，大小便都在床上，不能动弹，像冻僵的鹌鹑。

我无法接受自己变成这样，那还不如死了算了。这样对身边人也是种解脱吧？他们不用每天小心翼翼照顾我的情绪，不用惊慌失措地面临我突如其来的崩溃大哭，不用每次好意关心只换来我的刻意掩饰。

准备实施计划的那天，我早早躺在了床上。"解脱了吧""别挣扎了""就这样吧"，太痛苦了，这些碎片一样的字眼切割着我的思绪。我挣扎着起来翻出来一把眉刀，对准手腕滑了下去，可能我真的怕死，也可能我真的学医不精，只划出了很短的一道伤痕，流出了一点点血，我又在胳膊上划了两道，还是不行，血流了出来，我想笑却又哭了出来。

没意思，我把眉刀扔进了垃圾桶，掏出手机拍了张流血的胳膊，发了个仅自己可见的动态，躺在床上捂着眼睛绝望地大哭起来……

第二天，我向老师请假，给我妈打电话说我的腿越来越不好了，希望能再去上海复诊一次。我妈立刻答应了要带我一起去。这是我始料未及的，因为家中还有个长期卧床、离不开人照顾的老人，而且我一直觉得我妈爱钱比爱我多。

我站在列车车门口那儿，透过窗口看路两边的大树和电线杆从我眼前残影一般地掠过。估计这是最后一次见它们了吧，我在心里默默想着，我就要永远留在上海了……

三、 我曾经失落、失望、失掉所有方向

幸运的是，我成功挂上了号，还是最后一个，好像上天总在最后给我留一线生机。我在候诊时坐在医院走廊的长凳子上看着穿着白大褂的人走来走去，很是羡慕。

当初高考分数下来，家里人欢天喜地看着比估分高了60分的成绩，慎重地替我选了临床专业。本来再有半年我就要穿上白大褂去医院了，那时我就是见习医师了，想想眼泪差点又有点忍不住了。

就这样乱七八糟想了很多，等到我的时候已经接近中午了。又见到当年那个给我开药见效的医生，十余年过去了，她好像还是那个样子。看到她的瞬间我突然一下子觉得内心安静下来。

我妈一直在讲当年的事试图让医生想起来我——尽管我也不知道我妈这样做的目的。医生打断我妈，让我自己说。我妈在旁边美滋滋地附和："对，让她自己说，我家这个也学医啦，你俩肯定有共同话题，说起来还要感谢您呢。"我大脑却是一片空白，不知道说什么好，毕竟我这趟的目的并不是来看病。

沉默片刻，医生终于从电脑上抬起眼，看向我，透过她惊喜的眼神，我好像看到了当年趴在我妈背上小小的一个我，现在却变成了这样一个自己都讨厌的人。

我的情绪连同眼泪就像开了闸的水坝一下子喷发出来，在隔音非常不好的办公室里我旁若无人地号啕大哭起来。**透过眼泪我看**

到我妈震惊的表情，那时我甚至有一种报复的快感，那些辗转反侧睁着眼睛到天明的夜晚，那些说不上来意义但又让我惊慌失措的眼泪，那些难以启齿又反反复复的糟糕情绪，我一个人痛苦了太久。

医生奶奶耐心地听我在那儿哭诉大半天自己都不知道说了什么的话，一直微笑着看向我，没有打断我的意思，最后还是我自己慢慢冷静下来停止哭泣，她还是那样微笑着看向我说，这不是矫情，也不是我的错，我很棒，这么多年过去已经长成了一个大姑娘，还考上了分数线不低的临床系。

医生奶奶告诉我，这次是我的情绪生病了，就像人会发热、流鼻涕一样，当过分沉浸在悲伤情绪中，就会一直开心不起来了，这个病叫抑郁症，是很常见的精神疾病。我腿部疾病虽可能引起情绪改变，不过它主要还是精神受挫折导致的。

然后她打开手机给我看一张照片。很惊讶，照片中是一个双腿萎缩，坐在轮椅上正大笑着的中老年人，虽然双腿残疾，但他给人的感觉又是那么的豁达、开朗，透过他的眼镜片仿佛能看到他眼中闪烁的智慧的光芒。

医生奶奶讲，这是她当年的学弟，小时候不幸患上小儿麻痹，家境贫寒没钱看病，好在他活了下来，却留下终生的残疾，然而他从来没放弃自己，现在是某领域的翘楚，身体的缺陷没有阻挡他前进的步伐，大家好像也都忘了他是个身体有重大缺陷的人。

我听后觉得既羞愧又觉得振奋，我总是太在意别人的看法，并以我的疾病为耻，所以一直在拒绝别人善意的关心。一切痛苦都由我错误的观念造成。**我有一瞬间真的是如释重负，原来我不是矫情，我也不会变成没有自理能力的残疾人，我只是生病了，我之前所有的痛苦、不堪，并不是我真的不行，而是我生病了。我终于可以不用怀疑自己了。**

除了之前吃过很久的治疗腿疾的药，这次我还多了一种药——

盐酸舍曲林，医生奶奶让我先吃半年的药再过来复查，如果当地有精神病院的话也可以就近去当地医院复诊。

这次我很郑重地向医生奶奶表达了谢意，毫不夸张地说，妈妈给了我第一次生命，医生奶奶又让我重生两次。

四、 时间无言，如此这般

从诊室出来，已近中午，我们加快速度赶往药房取药。我俩坐在旁边长廊的凳子上，我拿出药品的说明书正在看，突然听到一阵啜泣，我抬起头惊讶地发现是我妈妈哭了。她大概已经憋了很久，脸都通红了，大颗大颗的眼泪像珍珠一样往下掉。

我很难受，但我不知道此刻该说些什么好，我一向都羞于表达自己的感情。我妈双手捂着脸，断断续续从手指头缝里漏出"对不起你""很难过""很不称职"的话，我听了心里很不是滋味，我从来没向家里说过我的情况，一年到头只过年回去几天，他们怎么会知道发生了什么呢。我的不善表达大概也是遗传了我的父母，他们其实也一直在以这种方式关心我，只不过我却总是误解。我一直觉得自己还算聪明，现在才明白我有多愚蠢、自私，十足的幼稚鬼。

我握住了妈妈的手。安慰的话总也说不出口。我想到小时候抽血检查，护士扎了好多次还是出不来血，护士把橡皮条勒得更紧了，照着我的胳膊肘使劲拍，我嘹亮的哭声及后面越来越长的队伍大概使她更烦心了，她就一把拽下橡皮条让我妈带着我去走廊那儿坐一会儿再来。我妈抱着我坐到队伍不远处的座位上，握着我的手，忽然号啕大哭起来，来来往往这么多人，她仿佛浑然不觉，完全没了自己作为成年人的体面。

三天的假期足够往返看病回校了，妈妈却强烈建议我再休几天假，去上海的市中心散散心。我妈妈这半辈子都被"家庭"这根绳子绑在小农村里，怎么也走不出这个圈，说是她带着我，还不如说我领着她。

我俩去了外滩，登上了高耸的东方明珠塔，正好赶上有人展示无人机，我妈执意要给我拍照。无人机太高了，我妈想要无人机、塔、我都出现在背景里，结果就把我照得比例严重失调。

我俩还去了动物园看动物表演，驯兽师肩上的小鸽子会全场飞来飞去，叼大家手里的钱，抠门的我妈拿出来一块钱，小鸽子不来，最后我妈模仿小鸟啾啾叫了几声——这在我们村里是几乎人人都会的技能。小鸽子飞过来竟扔下了五十元钱，我目瞪口呆，我妈笑称鸽子是来打赏她的表演呢，靠这五十元钱，我们中午多点了一份菜。我真的好久没像那几天这么开心过了。

五、 明天已在，风吹过的

假期很快结束了，坐在回程火车上，我妈正在微信上跟她小姐妹聊天，我抱着在城隍庙买的准备送给舍友们的纪念品。看着道路两边的树木和电线杆不断从我视野里闪现，心情却是与来时截然不同了。

嗨，又见面了，我轻轻和它们打招呼。

活着真好啊。

到学校时已经中午，因为我妈要赶车回老家，我们在学校附近匆匆吃了两碗面就说再见了。我妈上车时欲言又止地看着我，我明白她的意思，却不知道怎么说才好，只轻轻点了点头说，我知道了。我妈放心地上了车。我妈想说的是无非就是开心点，有什么事可以跟她说。

站在学校门口，内心逐渐开始惶恐。其实列车驶入我的城市时，我已经感到不安，上海是个全新的环境，我完全忘却了所有的烦恼，也从来不会去想那段对我来说很不堪的往事——其实我这么想那段往事是很不对的，但当时的年纪及人生阅历实在无法让我像现在这样轻描淡写地说出，"这其实是段很奇妙的人生体验"这样的话。

推开寝室的门，室友们见到我都很惊讶，我"失踪"了一周，但没有人问我去了哪里，这让我松了一口气。她们与我说话时小心翼翼的姿态又让我觉得十分难过，我之前情绪失控、只会大哭的时刻，该让她们多害怕啊。

我攥了攥手里装有纪念品的袋子，觉得还是不好意思直接当面给她们，于是等她们下午去上课了我把礼物放在她们桌子上。看看时间已经接近放学点时，索性直接忐忑地躺在床上装睡，不敢面对她们的反应。三个人嘻嘻哈哈地推门而进，看到躺在床上的我立刻没了声音，我支起耳朵听到她们蹑手蹑脚回到各自床位，然后意料之中地听到有人发出了惊呼。

我忍不住笑了，又觉得很难受，曾经我们也是无话不说的朋友，当初谈恋爱时，我一意孤行，不听她们劝，后来情绪失控更是把她们的关心全部拒之门外，造成现在的局面可以算是咎由自取吧。看着朋友们双手捧着礼物一脸惊喜地跟我道谢，我脸都红了，其实很想跟她们道个歉，但又不知道怎么开口。

舍友们为我订了家饭店接风洗尘，我点了一箱啤酒，自己干了半箱，借着酒精再次哭得稀里哗啦。我觉得自己应该什么都说了，可有些事却真的回忆不起来，不过不重要了。

晚上宿舍熄灯，大家一起谈心，所有人都哭了，我伤害她们太深了，我为自己当初的冷暴力感到懊悔和自责，并保证以后自己再也不会把自己关闭起来，再也不会不理她们。

室友们开始每天"强迫"我跟她们一块跑步、上自习、逛街等，再加上坚持服药、定期复诊，慢慢地，我的状态肉眼可见地好了起来，每次运动后我都觉得我身体里有一股火焰在熊熊燃烧；功课慢慢也上来了，虽然排名还是不高，但平均成绩比之前高了十几分，也足够让人兴奋了。她们还在宿舍书架上看到我摆放的几本心理学书，在关键章节夹了标签，我偶尔看，很有收获。

我妈也不时电话联系我，每次都是装作不经意地问我最近心情怎么样，为了照顾我的自尊心，不敢再多问。

我开始试着接受自己患病的事实，不会再去排斥自己莫名的悲观心理。大多数时候我都会找室友倾诉，偶尔还是会觉得，不应该让别人成为我的情绪垃圾桶，试着自我消化。在这个自我挣扎的过程里，我在坚定地告诉自己：我不完美，可我也是独一无二，世界上只此一个的我，每个人都有优缺点，我不要再否定自己了！

六、 路依然远，你的故事讲到了哪

半年后，我去精神科复诊时，医生笑意吟吟地看着我，说我是她见过的心态调整最快的患者，我不好意思地说："可能我的情况并没有别人那么严重。"医生摇摇头告诉我，她见过很多所谓症状很轻的抑郁症患者，因为总是不重视自己的病情，擅自减药、停药，自暴自弃，导致病情反反复复，整个生活也被搞得一团糟。

出了医院，我找了个附近的奶茶店坐下，还是觉得恍惚。**这一年多好像梦一场，我灵魂飘了出来，到烈火里滚了一遭，幸运的是有几双手一直紧紧拉着我，虽被牵连得遍体鳞伤却从没想过放弃，我才得以完整地站在这里。**

四年过去了，我们宿舍四人已经毕业各奔东西，再也没有聚齐过，但这段感情我会一直铭记、感恩。我开始在线上线下积极参加志愿者活动，去让更多像当初的我一样迷茫的人了解并接受抑郁症，避免更多悲剧发生，我当年被别人的爱所拯救，现在我也要将这份爱传递下去。

朋友们，我从来没有被人生打败！

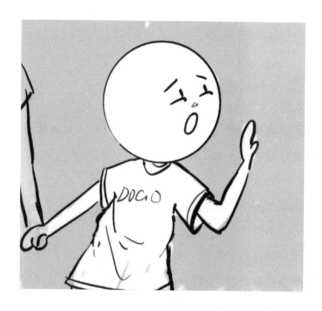

生活中最常用的谎话之一就是
"我没事，挺好的"

焦虑来自不安，痛苦来自认同
——我是怎样摆脱焦虑的

文 / 谢竹生（18 岁）

　　"我的脑海里像是有一挺上了膛的机关枪，永远处在击发点。子弹一天没打完，就一天不得喘息。"

一、我恐慌症发作的经历

　　距离上次的抑郁发作已经过了两个月，学习生活逐渐步入正常的轨道。而在我预料之中的，我又迎来了躁狂的发作期。这次的症状并没有那么明显，只是在学习过程中，我突然意识到我走得似乎太急了。

　　那天我在上传媒课，在朗读稿子时，老师的提醒一语惊醒梦中人。"你太紧张了。放轻松，你才能将稿子读下去。"

　　这时我才意识到自己不由自主地喘着粗气，肩膀像被架起似的。不知不觉的我又回到了那个模式，身体像紧绷的琴弦，脆弱到随时可能崩断。

　　这是个危险的前兆。于是第二天我放下了手头所有的学习和工作，坐在阳台的瑜伽垫上，沐浴着温暖的阳光，试图让自己放松下来。

然而顽固的旧疾仍使我无法静心，面对着窗外的春景，烦躁还是无法退去。终于，在情绪累积到顶点时，恐慌发作了。

我的双手毫无缘由地开始发抖，双腿甚至无法站立。胸部有一股窒息感，心脏的跳动只是为了把恐惧和战栗送往血管，每一个毛孔都触电般收缩。我用嘴喘着粗气，想要嚎叫却压根发不出声音。泪水不受控地流下，可我连擦拭的力气都没有。

此时我的大脑里只有一个词：恐惧。

这样的状况并没有维持很久，三五分钟后我便慢慢平静下来。但深深的恐惧感让我意识到，如果再这样下去，后果可能更严重。

二、迫切想要得到认同的想法，成了我焦虑的根源

恐慌症的根本是焦虑，而这对我一点儿也不新鲜。焦虑先将我拖向抑郁的深渊，在我爬出来时又狠狠地绊我一脚。可以说它是抑郁的先导症状，同时也是康复的残留症状。

首先，为了不让自己因焦虑本身而焦虑，我告诉自己：现在只有焦虑，说明自己已经从抑郁中康复，这是非常值得高兴的事。

其次，我要搞清楚为什么焦虑，再去一一反驳它。

例如：

1.社会发展这么快，以后我没钱生活怎么办？变成乞丐怎么办？

理性回应：这个问题很可笑。我虽然不是生在大富大贵的人家，但钱也绝对够花，怎么可能变成乞丐。

2.别人不喜欢我怎么办？没有人要我怎么办？

理性回应：没有人喜欢，我就没有价值吗？我从来不是依托别人而存在的（详见《伯恩斯新情绪疗法》）。

有时我还会感到特定的焦虑，比如对成绩以及金钱等实际事物的焦虑感。说句实话，在我感受到抑郁症状之前，这种焦虑占了很大的部分。

我经常会想，这种焦虑到底是从哪里来的？

这与我的成长环境以及学习环境有很大的关系。在上幼儿园的时候，加减乘除我永远是算得最快的。后来我去学奥数，也是班上最厉害的。

如果单单学习好倒也不至于落到现在这个局面。其实我生来就是一个很敏感的人，我总是能从别人的话语中分析出很多种意思。

所以每当老师表扬我的时候，我便会认为这只不过是对我的成绩的一种表扬。所以我就拼命地去学，希望他们能够认同我。

但并不是每一次我都能考好，所以当我考砸时，我便能从老师的表情中看出失望的感觉，这使我更加痛苦。

那时我并不知道，这只是我的臆想而已。但一年一年过去，这种思维方式已经刻在了我的脑海里。就算没有老师评价我，我也会站在高处对我自己进行评价。

在我的思维固化之后，就算有老师不是因为我的成绩而喜欢我，我也根本感受不到。因为除了学习，我在其他方面，比如美术、音乐、舞蹈，更是没有天赋，所以我便固执地认为学习是我可以得到别人"奖励"的唯一方式。

每次考试出成绩之后，我都会兴高采烈地跟别人分享。久而久之便产生了一种莫名其妙的优越感，同时认为考得差的学生是没有人爱的。

而这种想法逐渐变成了我痛苦的根源，因为我不可能每次都会考班上的前三。等我考差时我是如此害怕别人的眼光：他们会怎么看我？他们是不是幸灾乐祸呢？老师是不是也对我很失望了？我爸妈是不是也很讨厌我呢？

为了取悦别人，我的价值观变得越来越扭曲和狭窄；为了让别人能够对我刮目相看，我为我自己设置了更大的目标。想要考全校第一只是一个开始，我开始想去国外读书，甚至考上国外顶尖的学校。

要知道我们这里是一个小城市，每年上清华北大的人五个指头就能数得出来，何况是去外国留学的人。但我固执地想，只要我成功得到了他们的全额奖学金，我就能让所有人开心，我也会很开心。

可是我真的开心吗？

这些明显已经超过了我的能力范畴（其一我没有时间，其二我没有金钱），然而我还是想更进一步。我便更加严格地要求自己，更加刻薄地批判自己。终于在初三紧张的氛围里，我因为没有完成一项作业而被老师打手板时，我崩溃了。

我悲哀地想：凭什么？我已经这么努力了，你凭什么去打我？我已经尽了我最大的努力，要知道那项作业那么难完成，我豁出去达成你的期望，换来的却是你的一顿打，我到底为了什么？

于是我生病了。**事实证明把自己的价值建立在别人的情绪上是一件特别荒唐的事情**。你的评价体系太过单一不仅会带来焦虑，还会带来抑郁。

后来我换位思考，我平常的言行是不是也被对方过度解读了，我认为正常的语言会不会在别人那里就是对他们的一种嘲讽？那是很有可能的。只要你愿意分析，你永远能从对方说的话中找出想要的答案，从而固化你的思维模式。

在我休学后的一段时间，我仍保持着这种思维，所以休学变得异常痛苦。因为我没有办法从别人那里获得成就感，相反，因为休学我落下的课程越来越多，我无法承受曾经优秀的自己变得如此堕落。

当时我并没有意识到错误的是思维方式，而不是我自己。我开始越来越自卑，对周围的事物越来越敏感。因为我认为，父母喜欢我是因为成绩，现在没有成绩了，他们会不会抛弃我？

每当走到陌生的小巷，我便紧张地东张西望，生怕被卖给人贩子而不见天日。

反抗这样早已固化的思维模式，并不是简简单单地读伯恩斯疗法就能解决的。

三、当你能理智地看待痛苦，你就已经摆脱它了

解铃还须系铃人，我在哪里缺少了安全感，我便要在哪里补回来。我爸妈是非常开明的人，从一开始的震惊和不接受，到全心全意帮助我走出困境，只用了两三个月。

之前我不愿意在他们面前哭，因为这样会显得我很脆弱。在生病后，拥抱和哭泣变成了家常便饭。我把我的委屈哭出来，而他们用温暖的怀抱回应。

十八年的纠结哪能一朝一夕扭转过来，从初三到高三这条路，我走了三年。他们极其耐心地容忍我的脾气，终于在这个温暖的巢穴中，我逐渐找回了自己的安全感。

在这之中有两个阶段。第一个阶段是报复性的依赖，你希望每天早上睁开眼睛就能看到父母，出去玩跟他们寸步不离，任何遥远的距离都会增加你的不安。这一阶段我用了两年。虽然很长，但非常值得，因为这是康复的关键。

第二个阶段就是安全感被满足后，你会觉得有力量。这种力量是你知道永远有人在你身后而产生的自信。此时我已经可以离开父母，融入同学中去。我还可以学习，因为我知道考砸也不会失去他们。

背负的压力都是来自想象，当我认识到这些都是空想时，压力自然烟消云散。

这三年我在怀疑中过得很苦，因为我不知道能不能坚持下去看到曙光。事实证明我能，那么你也能。

慢慢来，只要补好自己心里的空缺，便会一往无前。

当我坐在屏幕前一字一句打下这篇文章时，我仍能感受到当时锥心刺骨的痛。但我不是在认同痛苦，我是在分析它。当你能理智看待过往的痛时，你就已经摆脱它了。

千万不要封闭自己，和父母或者咨询师聊聊你的真实感受，这是最快速的缓解方式。

加油，共勉。

作者：谢竹生

18岁元气少女，"渡过"青春文阁作者，"渡过"21天线上营成员。"若疾病扼住了我的咽喉，我就挠他胳肢窝。"

第三篇

学会和自己和解

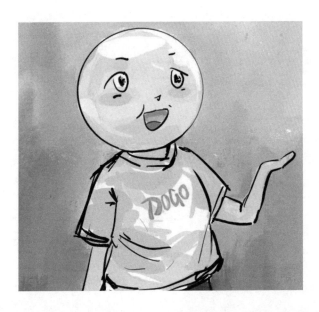

**既然决定活下来了，就随心所欲地活，
没心没肺地活**

家庭的羁绊：开始与自己的和解

文／林霏开（17岁）

在决定投稿之前那个时间段，状态良好的我一度抵触再回忆、再看到任何有关抑郁症或者精神疾病的字眼。现在却恍然了，想要写一篇文章来，可是待了好久，却觉得曾经的种种已经离我那么遥远了。

一、抑郁的"祸根"

我好像是从上初中开始不对劲的，其实从小学父母离婚开始，由于父母没有处理好这件事与我的关系，便埋下了祸种。

小时候父母的关系不好，经常吵架。

印象最深的一幕是：我在睡梦中被父母的争吵声惊醒，睁开眼发现房间门开着，客厅的灯亮着。我本能地朝光走去，映入眼帘的却是父亲推搡着母亲撞向隔壁房间门，发出"咚"的巨响，母亲顺势躲闪进房间反锁，父亲却大力地将房门撞开了。

客厅还坐着父母的好友，劝说道："别吵了，孩子都醒了。"可是却没有拉架的意思……再往后因为我当时太小，实在没有印象了。现在想起来好像是在做梦，但那间房门的门框的的确确是被撞坏了。

当我跟母亲讲起这段回忆时，她很愧疚地同我讲："对不起，是妈妈不好，当时再坚持下不离婚就好了。"我说："现在是最好的状态，你也有追求自己幸福快乐的权利。"

就像《MOM》那首歌里的歌词：

　　妈妈说宝贝

　　我没给你个完美的家

　　我告诉她

　　有你在我就是最幸福的啊

只不过他们离婚后处理得不是很好，母亲无力照顾我，父亲照顾不好我。那时候我正值小学二年级，父母离婚的消息却传进了同学的耳朵，小学生的恶意总是没有理由的……

后来，我跟着父亲生活。这期间我的脾气越来越差，性子也很急。父亲粗心，意识不到我的变化，就这样挨到了初中。

刚上初中的我充满了斗志，一心扑在学习上，初见成效。那时的我乐观得像个小太阳，鼓励着每个我所见的垂头丧气的人。

可好景不长。班主任的施压，人际关系的紧张，和父亲不间歇的争吵，最终还是把我并不强大的内心世界压垮了。

二、起伏不定的情绪

初二下学期的我，变得很不对劲，不再乐观开朗，对眼前的一切失去了兴趣，身上容易起荨麻疹……那段时间连不熟悉的同学都说我很"丧"。

可那时候，我天马行空的想法也是最多的：想要满分，想考第一，想去清华……想着各种我能力之外的事。中间还夹杂着写小说的灵感，满腔的爱与梦想。

每每想到这些，我又像发条过紧的玩具急于释放能量，随时随地都能跑起来。可一受到现实打击，又陷入长时间的泄气。

那时候的夜晚总是好漫长，闭上眼，各种负面的想法争先恐后地灌进我的大脑，再从我的眼里流出来。那时发了条朋友圈：如果眼泪流进耳朵，便会梦到大海。

印象最深的是一个周末，我翘了所有补习班，从周六的晚上断断续续哭到周一，没有理由的悲伤吞噬了我。父母着急问我怎么了，可我却只能摇头说不知道。

情绪起伏不定地来到初三上学期。感受到中考压力的我，被爱与梦想所刺激，似乎有些忘乎所以，力求将知识掌握到完美。

但好景不长，随着中考的逼近，在中考前的一模二模排名不断下滑，加上人际关系的变故，我又崩溃了。

而我的父亲不知出于何种缘故，在一次争执中，将我没能护住的一本练习册烧了。我看着眼前的火焰，心里渐渐失去了光彩，似乎当时并没有多少难过，可能是已经麻木了。这几年父亲对我做的离谱事情并不少，烧书也不是头一次，只是突然变得好失望、好失望……

最后我还是浑浑噩噩地进入了中考考场，凭着本能写完卷子。中考结束的暑假，我像是逃跑般，到我的哥哥那里暂住。

我哥问我："你这个暑假有没有什么计划，比如想去哪里玩什么的？"我迷茫摇摇头："我只想当个废人躺一个暑假。"

我哥没再说话，但确确实实尊重了我的选择，对于我的废人计划没有过多干涉。那个暑假，我几乎黑白颠倒，抱着游戏不放，除了简单地练字，没再碰过纸和笔，也没和朋友出去玩……

当然这个暑假也是短暂的。在浑噩中出了中考成绩，所幸还是考上了市重点高中的普通班。出成绩的时候，哥哥嫂嫂击掌为我祝贺，可我看着他们的笑颜却高兴不起来。

成绩出来后过了两个星期左右就去学校报到了。返程的车上，我靠着车窗，夏日炎炎的阳光洒在我身上。恍惚间，我感觉如沐春阳般温暖，心里的阴霾好像散了，如此欣慰，未来仿佛又充满了希望。如此奇迹般的感受，让我觉得自己似乎好起来了。

三、确诊、休学、复学

高中刚开始我确实做得还不错，竞选班委，与同学们打成一片，还忙着参加学生会，只是后面落选了。但放纵一暑假的后果便是：曾经看排名从第一名往下找自己名字的我，要从最后一名开始看起，甚至最后，我就是倒一。

很快，一学期结束了。高一的寒假十分特殊，处于疫情期间，寒假被无限期延长。

那时的我被成绩打击得已经完全绝望，我哥为了疏导我跟我聊了好久，可碰到问句，我只会说不知道。以至于在哥哥家里待得很没有归属感，我又像逃跑似的去了母亲那里住。

在一天天应付网课的过程中，母亲觉察出了我的不对劲，小心翼翼地问我，要不要去医院检查。**我的脑袋顿时轰鸣四起，我害怕，我不敢，我能猜到检查的结果，但我不想面对。**

最后的最后，还是去了。我坐在科室外的长廊旁，医生与母亲交代完，她从里面走出来，我望着拿着检查结果的母亲，戴着口罩，看不清表情，记忆模糊了，可能模糊的那个是我的眼睛。

母亲向父亲交代了我的检查结果，父亲提议休学，我没什么想法，半推半就地答应了。此后便开始了休学与往返于医院的生活。

这期间脱离了压力源，我的抑郁期渐渐缩短，也似乎因为抑郁症这个"借口"，与父母的关系缓和了许多。父亲也不再像从前那般；只是我，已经对家庭关系不抱有期待了。我也听从了心理咨询师的建议，想通了很多。

由于我的运气不好，碰上教材改革，我还是决定提前复学。回到学校的初期虽然不适应，但还是撑下去了，也就到了现在。

目前的我状态还好，已经很长时间没有陷入抑郁状态了，也更加了解自己。在学习上不那么钻牛角尖，将努力用在了对的地方，限于篇幅就不展开了。

只能说，了解自己，强大自己的精神世界，是成长的必修课。千万记住，不能缺席。

作者：林霏开

17岁，来自福建三明，一个兴趣广泛却时常感到无聊的人。

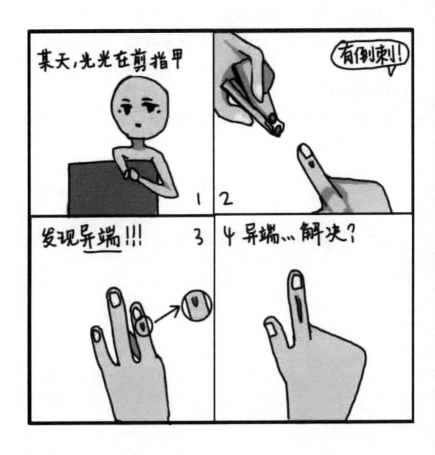

这一次，我选择放过自己

文 /BoJack（21 岁）

2019年10月1日，我确诊了重度抑郁、中度焦虑。

当我看着脑电波图上超出正常值的曲线和血常规检测严重超标的数值，我长吁了一口憋在心里超过三年的气。

我很"开心"，我还逗我朋友说"幸亏没拖着你一起死"。我朋友笑了，而在不到二十四小时前她在电话里哭喊着说："你敢跳河，我就从三楼跳下去，我陪你。"

一、回首

时间回溯到2017年。

2000年出生的我17岁，在我们市里最好的高中上学，本科率很高，我刚进高二觉得自己怎么说也应该属于这一波能上本科的人。

但是高二第一次期中考，我考了班上中等偏下的水平。说实话，看成绩排行表的时候，我是从第一名开始看的。我的心情很低落，但是我鼓励自己别放弃。

进入高三，我的第一次月考成绩很差，这是我的心理防线逐渐崩溃的开始。我开始发了疯地学习，晚上一两点睡，早上五点半醒。课间，体育课，我统统不放过。我企图用时间的消耗来弥补课业上的不足。

但是时间一长，我发现我的精神状态越来越差，一些小事成了让我崩溃的理由。

记得当时我买了一支五块钱的笔，付完钱以后我开始后悔为什么不买两块钱一支的，我走到学校操场上开始责备自己，用那支笔的笔头不断戳着自己的大拇指。

我打电话给妈妈："妈妈，我买了一支好贵的笔，一支笔居然要五块钱。"我妈跟我说没关系，挂了她的电话，我开始痛哭。

但当时的我根本不想觉察我身体或是心理上的极端异常，我只有一个念头：此刻不学习，我又会退步。

可是，我开始听不懂课，甚至听不懂老师在说什么，我不懂他话里的任何一个字，每周的理综考试里，我的成绩又开始退步。

我以为是座位的原因，我向老师申请调座位，老师说每个同学都一样，我哭了。老师说的"都一样"是指的换座位的机会是一样的，而我却想着都一样，为什么我的成绩这么差。

于是，我开始比较，开始陷入一种病态的模仿。彼时班上有位与我关系好的同学，她姓史，是班级里唯一的史姓，她日常写名字写个"史"字；我姓刘，班上姓刘的却很多，而我却模仿她也写个"刘"字，企图用这样一种病态的模仿来卑微地说服自己与她一样优秀……

高三放寒假，只有十天。在这十天里我天天上课，终于在高三放完寒假的第一次月考里进步了。我欣喜若狂，又或者说我只是为了考大学的自己感到开心而已。

终于到了2018年高考。当时我的状态很差，同学善意地提醒我考试不要有念题目的恶习，我责备她。终于在高考英语时，我突然发现那些昨天记过的英文单词我看不懂。

那年高考，我的英语完形填空没做，高考完大家走出考场笑意盈盈，我一个人骑着单车在哭。

高一的体检我是110斤，高考体检158斤。但这三年我并没有暴饮暴食，甚至在最严重的那个月里，我一天只喝了一口粥。

就是在这种身体素质和心理素质双双临近崩溃边缘的情况下，我选择了复读。

复读学校并不严，我也交到了好朋友，但是我仍然强迫自己学习。2019年的高考里，我进了个普通的二本学校。

我是湖南人，那个学校在湖北黄石，明明相距不远，我在那所学校却天天哭。今天好不容易状态好，第二天醒来又陷入新的绝望。

九月份军训完开始上课，我又开始听不懂老师说的话。我频繁地耳鸣、心慌。

我是理科生，专业却是文科专业，专业的不适应让我再次萌生了复读的想法。我打电话乞求父母再给我一次机会，父母很绝望，但还是选择尊重我。

于是我匆忙地从这所学校退学，下高铁的第二天我便奔入复读学校。这次选择的学校在湖南岳阳那边的一个郊区，管教非常严格。

我是2019年9月底到那所复读学校，而当时学校已经开学了将近两个月，我跟不上进度，我很痛苦。

2019年国庆假期接踵而至。放假我不敢回家，我的状态、我跟不上学校的进度等问题，我不知道怎么跟父母说。他们出了这么多钱，我却连这点困难都克服不了吗？29号我终于还是回了家，面对父母的责问，我把自己锁在房间里。

我知道我不能再这样下去，可是耳鸣、头晕，我甚至不知道该怎么开口说话……"死"这个字涌上我的心头，我真的想解脱。

在父母睡着后，我发了一条信息希望我朋友以后一切都好，就骑着电动车到了江边……

二、重启

这三年是痛苦的。

我的学业荒废，甚至身体也出现异常：我长达七个月不来月经，吃得不多却体态臃肿。

由于我是退学，在湖北那边的学籍并没有保留，而2019年确诊后复读的事情也不了了之；我的身体状态也不再能支持我参加高考了。你问我2020年和2021年在做什么？我在打工。

我只有高中学历，今年我参加了我们市里的单招，去读了一所大专。我的目标是专升本，但由于操作时的一个小错误，我读了一个无法专升本的专业。

我在父母那里写了保证书说这是最后一次：我准备明年再来一次。

是的，明年我22岁了。这种情况换作是2019年的我，估计又要崩溃了。但经过两年吃药、去医院等调养措施，我已经从重度抑郁恢复到了轻度。

我还在吃药，一天有四种药要吃；我还是体态臃肿，还是月经不调；我身边的朋友大多是大三大四；有的已经被保研，有的正准备考研。

我和她们的差距真的很大。**但是这一次，我选择放过自己。**

我曾看过一部电影，有一句话我印象深刻——"**世界每个人本来就有自己的发展时区，每个人都在自己的时区里有自己的步程，在命运为你安排的时区里，一切都准时。**"这句话真的很心灵鸡汤，不过我觉得说得很对。

挪威电视剧《羞耻》（*Skam*）里面说：

"Everyone you meet is fighting a battle you know nothing about. Be kind. Always."

你遇到的每个人都在进行一场你不知道的战斗。所以，请一直保持对人良善。

前几天和朋友的母亲一起去给一位老奶奶理发。那位奶奶的老伴去世了，她的两个儿子有一个得癌症去世了，她自己也中风了。

但是她仍然颤颤巍巍地从口袋里拿出吃的给我，那一瞬间，我感觉自己被治愈了。

也许你也和我一样，曾被困在抑郁的沼泽里，但经历了这么多，我始终相信生活就是一团乱麻似的鸡零狗碎，无论你经历了什么，它都会继续。

我们也将继续奔跑。无论发生什么，值得期待的只有远方。我也希望分散在世界各地抑郁的人们能被爱治愈，愿我们彼此珍惜。

作者：BoJack

21岁，湖南湘潭，一个干饭人。

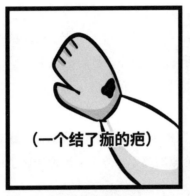

（一个结了痂的疤）

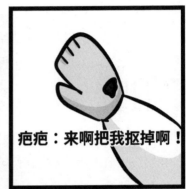

疤疤：来啊把我抠掉啊！

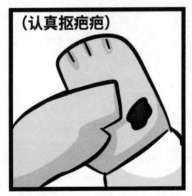

（认真抠疤疤）

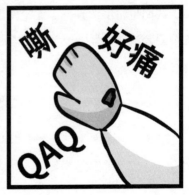

我的灵魂被一只无形的手撕扯着

文 / 汤小枢

多数时候，我觉得自己只是一具能够活动的行尸走肉，而非健全的、有灵魂的人。

脑袋里像被灌满了铅，昏沉沉的，完全无法集中精力去思考。**我感觉到，有一只邪恶且无形的手，在不停地抽取我的意识，妄图使我的肉体与灵魂分离，让我彻底沦为一具木偶。我使出浑身解数与那只无形的手做着斗争，有时候我能赢，但多数时候，以我的溃败告终。每一次溃败，都会使我心中的悲伤之河决堤，负面情绪会化为泪水，从眼角汩汩涌出。虽然痛苦，但我无能为力。**

紧接着，我就会放弃挣扎，放弃思考，最终放弃对外界事物的感知。我只会觉得身心俱疲，从而遵循那只手的指引，坠入无尽的黑暗之中。

许多次，我透过房门的缝隙，看到父母在客厅激烈地争论着什么，无疑是有关我的话题。母亲情绪激动地对着父亲大声嚷嚷，而父亲只是无力地做着回应。争论的结果，往往是以母亲情绪的崩溃而告终。她会跑到阳台那里捂着脸哭泣，而父亲此时则会坐在沙发上默默地抽着闷烟。

那只无形的手，瞅准时机，张开名为"愧疚"的五指，死命地捏住我脆弱的心灵。那只手的力气是如此之大，仿佛是要把它捏碎，并碾成粉末。

我无数次质问自己，我活着的意义是什么？不仅没有作为个体的基本能力——正常生活，还总是给最爱你的人和你最亲近的人带去深深的痛苦。

母亲带我去医院的时候，我总是在后面默默地跟着。我不敢看她的脸，因为一旦看到母亲那故作坚强的笑容，那只无形的手就又会出来作祟。

老实说，我讨厌医院。病人的呻吟、家属的哭嚎、空气中弥漫的消毒水的气味……无一不在提醒着我生命是多么的脆弱。而且，医院的一切似乎都是洁白透明的，走在医院的走廊里，我感到我的内在被事无巨细地、赤裸裸地反映在地板上、天花板上、墙壁上……所有目所能及的一切地方。而那反映出来的样貌，则丑陋得不堪入目。

医生穿着白色的制服，戴着口罩，我无法看清他脸上的表情。他问了我许多情感上以及生活上的问题，这些问题都是我之前就回答过很多次的。从始至终，他的语气都很平静，没有任何的情绪波动。这很正常，我只是他无数患者中平平无奇的一个而已，无需对我投入多余的感情。如此说来，医生会不会只是按照自己的惯例对每一位患者进行提问，而患者也只是按照自己的惯例进行回答呢？我的意思是，医患会不会就像演员在按照剧本对台词那样，其实双方并没有进行实质性的、也就是心灵上的交流呢？

服过药后，那只手会勉为其难地放过我一段时间。这时我会坐在床上，凝望窗外的风景。在人进入外太空以前，蔚蓝的天空其实就像是一个巨大的玻璃罩，我们所有人都被裹在一个壳里。

航空火箭的发明，使得人类成功突破了这层外壳。所以，如果可以的话，我也想乘坐幻想的天马，突破心灵的桎梏，在星河里自由自在地飞翔。

我虽然多数时候是一副空壳，但是我的父母、老师、同学以及其他爱我的人，总是会在我和那只手掰手腕的时候在一旁为我加油打气，鼓励我战胜它。我很感激他们，哪怕不为我自己，为了那些爱我的人，我想我也应该努力地战斗下去。
英国诗人雪莱在《西风颂》里有一句诗词：

"冬天到了，春天还会远吗？"

是呀，在一片生机盎然的春色里，清澈的湖面上跃动着无数金色的光斑；黄鹂鸣啭，歌唱生命的蓬勃活力；岸边的翠柳，在风的帮助下，垂下丝带般的柳枝，在湖面上点起一层转瞬即逝的涟漪……如此美景，若是错过了，也未免太过可惜。我还能坚持多久呢？我不知道。但是，我会继续往前走，去迎接即将到来的春天。

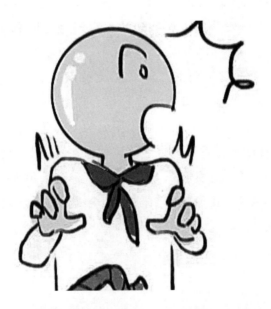

感觉人生就像西游记，离梦想越来越远，
离西天越来越近

无边丝雨中，我梦回童年……

文／三心（16岁）

走在抗抑郁的路上，其间的磕磕绊绊从未改变：从抑郁变为双相，一次接一次被打倒，却又不得不站起来，继续前行。

一

我从未想到，我的痛苦开始得是那么猝不及防。

望着窗外淅淅沥沥的小雨，我的情绪不知不觉已陷入其中。今日，我如同往常一般，冒着小雨去奶奶家。不久前父亲的一顿痛骂，仍旧在耳边回响。

看着眼前的防盗门，我憋住了泪水，却憋不住微红的眼眶。敲门声响时，我收住了情绪，叹口气后，眼睛很快就弯如月牙。这个过程真的很快，但是愁意未减。

犬吠声，奶奶的小调，同一时间入耳，确确实实地戳中了我的心。奶奶仍旧如同一个孩子一般，满脸欣喜地把我带进家里，把爷爷叫了出来。

但这个地方却是我两年前最不想来的地方。

奶奶是整个家最不介意我抑郁的，但最开始她也的确震惊！还记得那段时间她与我的交流中，都在惋惜幼时那个乖乖的、有些开不起玩笑的小女孩。

爷爷与奶奶相反，他是最不能接受的。他的教育观念从来都是严苛之下会出孝子，事实也的确是这样，脾气自不会例外。

只是，这一次的相见，他没有了往日的暴躁与严肃，而是心平气和地和我唠嗑。我们祖孙就像平常家庭一样唠嗑。

同时我也知道他们绝对免不了讲述他们的心酸，以及我幼时的模样。

只是这一次奶奶却想起了一件我记忆幽深处的片段。

奶奶略带微笑讲述起当年的往事。人唠嗑好像总是越唠越远，从我父母的结婚讲到了我的出生。她说到一件事的时候愣了愣，却又带着后怕地跟我讲：

"当时应该是凌晨了。我和你爷爷其实是去照顾你妈妈的，你那个时候应该是三四岁，你姐姐六七岁了。我，你爷爷和你姐姐睡，你和你爸妈睡。我们睡得都挺熟的，突然你爸爸上楼，把我们叫起来，说是找不到你了。我当时也是吓了一跳，我们在阁楼和房间内找了很久，以为你有没有可能是跑出去了，但你又很小，我们觉得不太可能。最后我们在阳台看到了你，你站在台阶上，抓着栏杆，不知道在看些什么……"

之后，奶奶说了什么，我记不太清了。我一直惊讶于这件事，我确实有这件事的记忆，但我很怀疑这件事的真实性。这几年，我错误的记忆真的太多了！

那一日后，我开始怀疑我的病根是否与那次面对死亡有关。

二

我去翻阅了我的各种病例，有一栏"是否有亲属患有同类疾病"，后面的"是"字格外地抢眼。

我真正开始了解母亲那一方的家事，也开始回忆我幼时记忆深刻却又令我不敢承认的事情。

最开始应该就是奶奶说的那件事。

第二件应该是记忆里的第一次过春节，灯火通明，红色的羽绒服街上比比皆是。那是我第一次感觉到了混乱，我可以听到敲门声，但是我没有要去开门的思想。

我可以看到他们的热闹，但是当加入时，没有热闹，只有乱，只有不知所措。

第三件我记不清原因了，可能是父母吵架，也可能是我们惹怒了父亲。但是当时父亲喝醉了酒，许是醉醺醺的缘故，他进了厨房，拿出了刀。

当时，我的姐姐站在我身前，我依然感受到了极度的恐惧。

其实关于我父亲暴怒的片段，太多了：把手机扔在地上，发出"嘭"的响声；因为我六年级不想去学校，他几乎每天看到我就跟我吵起来……

第四件事是，我第一次感受到没有理由的烦躁与想要痛哭。我记不起来是什么时候，但是那个时候，我一回到家就把自己关到房间，我也可以确定没有写作业。

好像也不可能是三四年级，那个时候我一直在二楼住着，而记忆中这件事发生在一楼。

当时我也不知道为什么，从傍晚开始，没有任何原因，我心中的焦躁不安充斥了整个身体。一放学回到家，与父母嬉笑以后，我就把自己关进了房间。

用被子紧紧地裹住自己，当时不能大喊，只能不停地踢打，泪水止不住地掉落。烦躁与想要痛哭充斥着我，身体如同撕裂一般。

还有一件事，我真的说不出来了，牵扯到了很多，所以就算了吧……

这些真切却又使我不敢相信的事件，也许真的是我的根。也许母亲带给我天生的敏感多疑，是我的根……它们随风飘扬，随风滋生。

三

回忆中的我，真的是一个很自负，又很自大，会很嫉妒一个人，但是又很玻璃心的人……

虽然我的阴暗面也曾霸占着我，但是我在这一切中，也知道了很多：

● 每个人都有自己的生活圈，我能够曾在他们的圈子里有过痕迹，已经是最好的结果。我真正地明白我留不住任何人，所以，留，还有什么意义。随遇而安吧，有缘自会相见。

● 热闹不属于任何人，不单单是不属于我。

● 不要对未来太充满幻想，想得太好了，最后现实不及幻想，失望与无奈会笼罩你很久。做事情我们要想到最坏的一步，不会失望的。我们走一步，看一步吧！

……

我想，这次的回想，可能又是一次上天赠予我的一件宝物。

现在的我也依旧是休学、上学，去了又回来。我也依旧会很焦虑，很痛苦，学不进去，依旧在外界的话语中挣扎。

但我也同样相信，我会有出来的时候，虽然不会是真正、完全的。毕竟，一年半内三次复发，最近的复发，的确也让我看清了这件事，它也许会陪伴我一生吧……

最后的最后，我想说，**陷在这片泥潭的人们，我想真正的开心可能会很难来到，所以我们请给足自己温柔，至少会真的在这段艰辛的路上绽放一朵只属于我们的小花！**

我与你们同在。

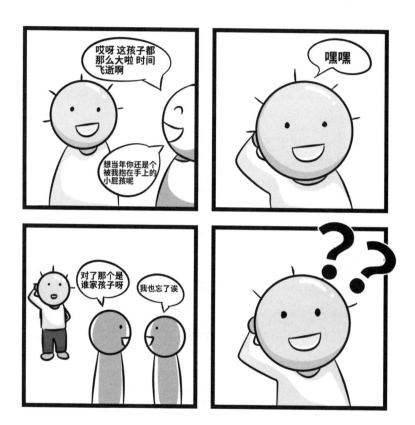

我被校园暴力捆绑了一整年

文 / 定语从句（14 岁）

如果你也遇到了这样的事情（语言暴力和精神暴力也属于校园暴力），千万不要憋着什么都不说，这样一定会造成最坏的结果，一定要及时与老师家长沟通，维护自己的权益。

我小心翼翼地把一枝向日葵插进花瓶里。

这枝向日葵是我在垃圾桶上捡的，从残留的包装袋来看，它应该曾是被满天星和玫瑰簇拥，它本该在美丽的人儿手中，它本该被插在精致的花瓶中。但是为什么它现在变得色彩暗淡，低着头不再愿意看着那耀眼的太阳呢？

一

回想起刚刚进入校园的那一天，我是怎样的兴奋，是怎样的期盼，我的新学校，我的新同学，我的新老师。

我高兴地到处看。教学楼间的樱花树，操场边的桂花树，伟人的雕像，以及宽阔的操场。这些都是小学没有的。我想，在这样的学校学习，一定会很快乐吧。

向日葵被带到花店里，它兴奋地左顾右盼，身边是玫瑰、栀子花、满天星……都是它没见过的朋友。它知道它们最终都会被插在精致的花瓶中，成为爱的传递者。它十分兴奋，幻想着未来主人将它带回家的那一刻。

第一节课就是英语课，我因为没有其他座位而只好坐在一个男生身边，那个男生也非常礼貌地让了座位给我。没想到班上马上有人起哄。

"快看！B（那名男生）给A（我）让座位了，他一定是喜欢她！"

"呜哦……"

"A是B老婆！"

"看！A笑了，她一定也喜欢B！"

我将这些话当成玩笑，不再理会，任他们说。但我没想到的是，就因为我的忍让，最终造成了那样的结果。

这是他们这样天天拿我开玩笑的第一个月。

我感到事情有些不对，为什么他们总拿我开玩笑。有一天我终于有点忍不住了："为什么你们开玩笑要带上我？我不喜欢这样。"

他们没有回答我，一溜烟地蹿出了教室。

这是他们这样天天拿我开玩笑的第六个月。

我实在是忍不住了，我告诉了老师，没想到他并不在意这件事，表示男生这个年龄段都比较疯，不要管。而妈妈告诉我，你只要忍就可以了，他们看你不理他们，他们自然就不会了。我对这些话半信半疑，但毕竟是大人说的，也就再试试吧。

这是他们天天拿我开玩笑的第一年。

他们的玩笑已经开到了其他班，有好多男生都知道了我，看见我就笑着跑远，有时还对我指指点点。

甚至还有更加恶劣的传言，说我强迫男生做我男朋友这种事情。逐渐，班上的人开始孤立我，开始说我坏话。我见情况不对，再次告诉了老师和家长，但他们均以没有证据和我自己太敏感为由，将我搪塞过去。

我真的不知道他们为什么要这样对我，我也不知道我做错了什么。

二

我的网友告诉我这已经算是校园暴力了，我知道，我也组织过这方面的班会，但效果甚微。

我的情绪也在这一年里越来越差，基本上每天都会无缘无故地哭一次，当然，无人来安慰我，也无人关心我。

有一次我实在是忍不了这样的传谣和骂声了，我选择了跳楼。好在有老师同学及时发现将我拉了回来。

那天以后我去了医院，诊断为中度抑郁。

我把自己确诊抑郁的消息告诉旁边的同学，身边人的目光整个开始异样起来。我也真是没想到，原来还有这么多人对这种病的误解和歧视那么大。

我后悔死了。

每天环绕在我耳边的几乎都是：

"什么抑郁不抑郁啊，要死直接死了算了。"

"真是矫情，这点事都受不了。"

"我看你就是装的吧，还抑郁。"

"我看你是脑子有病！"

……

写到这一段时，我的手控制不住地颤抖，泪水也挤满眼眶。我放下手机，看着天花板。

抑郁真的就是装的吗？

真的就是脑子有问题吗？

真的就只是矫情吗？

我到底是不是在装，是不是只是为了博同情？

我十分不解。

我不明白为什么在这样好的学校，会有这样一群人，他们谩骂别人，他们造谣别人，他们孤立别人，他们议论别人。樱花树变成了怪物，桂花树变得恶臭，雕像变得不再那样熠熠发光。当天晚上我翻来覆去睡不好觉，学校变得可怕，同学们刻薄的笑容映在眼前，我也开始害怕上学。

这真的只是玩笑吗？

三

捧着那株向日葵，它的记忆仿佛呈现在我眼前。

旁边的花惊呼：

"呀，来了个麻麻赖赖的胖子！"

"啧，这花颜色真难看。"

"谁会选它啊，花瓣这么少。"

……

向日葵不敢说话，它低下头，不愿再听。花店老板看见低着头的向日葵，以为它不新鲜了，随手扔在马路旁的垃圾桶上。

今天就离开吧……

我不想再忍了，我打算今天就跳楼，只要死了什么就都不用管了吧。死了就听不到那些声音了。

哎？那是？

一朵低着头的向日葵无力地瘫在垃圾桶上，我将它捡起，觉得挺好看，便带回了家。我把它插在花瓶里，坐下来向它倾诉我的痛苦。

"今天就结束吧。"

我站起来想往门边走。但一股神奇的力量像一只手拉住了我。我转过头看了看向日葵，叹了口气，"要不，明天再说吧。"

第二天。

"要不今天……"我看着向日葵，没想到它的颜色竟然鲜艳了一些。"算了，明天再说吧。"

第三天。

"要……""算了……"我走到向日葵跟前，"你一定要坚强啊，千万别死啊……"

向日葵在莫名之中竟成了我在这茫茫世间的一丝牵挂，看着它一天天地灿烂起来，我知道我也不能再这样下去了，为了那群人值得吗？

向日葵没想到自己竟然被带回家中，插在花瓶里。它好奇，自己又丑又胖，为什么还会有人喜欢我？

"多想像你一样向阳而生啊！"

"向阳而生？对啊，我的本性是追随太阳，我现在这样低着头怎么追随太阳？还被人嘲笑，我不能再低着头了，我要向着阳光，坚强地走下去！"

虽然向日葵最后还是枯萎了，但它至少奋斗过，璀璨过。我也是一样的，虽说人终会离去，但至少有那样璀璨的一瞬。

这件事情最后终于得到了父母的支持和学校的积极响应，在律师的帮助下正在解决。

大家都在努力，我何不也努力一把呢？

生活总有起起伏伏，各式各样的事，各式各样的人。总是要去适应的，不是吗？

我决定不再低着头郁郁独行，而是向着阳光、向着我美丽的青春努力奔跑！

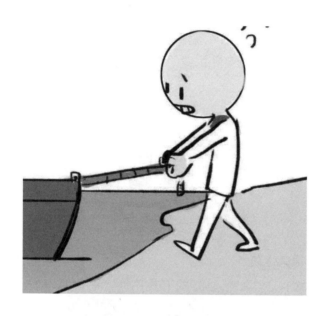

其实从未拥有过，
却感觉好像失去了很多

抑郁让我的人生搁浅，幸好我还可以去爱

No one is an island.

没有人是一座孤岛。

——（英）约翰·多恩

一、很久之前

很久之前是多久呢，那时年龄刚刚突破两位数，有一次无意划伤了手指，刀口很深，鲜红的血液从伤口漫出，那一刻，我的精神却得到了极大满足。**与其说比起疼痛，获得的更多是快感，还不如说是，疼痛就是我快感的来源。**

从此我喜欢上了用刀片在我的手腕上跳舞，深深浅浅，精灵的裙摆是血珠，慢慢地，慢慢地在腕间开出一朵花来。

二、更迭

在手腕上开花的行为没有持续多久，就到了初中，这是我人生中过得最快乐的三年，良师益友相伴，不再孤单，追求着自己喜欢

的事物，营养着自己的神经。

初中毕业后，我如愿进入理想的高中，这个节点被我称作真正抑郁的开始。先开始变化的是睡眠，每个凌晨的三四点，我睁着眼睛，流着泪，望着天花板，却怎么都睡不着。

冷漠的班主任，烦琐的课程，莫名决裂的朋友同学，我越来越边缘化，却也在渴望被认可。我不懂班主任为什么对其他同学多有青睐，而对我，前几名的名次还是得不到他的一声夸奖，他冷漠的眼神就像是在说，你就是个失败者，不管怎么样就是。

我放弃在他那里得到认可的念头，转而对艺术文学产生了浓厚的兴趣，我变得厌世，对死亡产生了执念。面对同龄人时，我开始厌弃他们的庸俗与幼稚，把自己标榜在更高一层的位置，可悲而不自知。

三、 最黑暗的日子

高三时，我的身体先提出了警告，睡眠质量越来越差，精神一蹶不振，集中不了注意力，无缘无故地流泪。有一天，我哭着对母亲说想去看医生，我真的好焦虑，可母亲不以为然，说没事别多想，好好学习。

就这样浑浑噩噩到了高考，不理想的分数，在生日那天得知自己意外滑档，被一所根本没有认真了解的学校录取。大大小小的巧合与打击来得太密集，让我无法承受，现在想来，那些根本都不算什么。那时的我整天拉着窗帘关着灯，黑暗和泪水纠葛在一起，但我还是要在面对人的时候把眼泪擦干，告诉他们我没事。漫长的青春，你又死过几次呢？

四、美好的事情可不可以发生在我身上

大学是新的开始，我换了新的环境，遇到了友善的同学和不

错的师长，我觉得自己的人生或许可以重新开始。**可黑狗总是在这时突然而至，把我刚刚建设好的心理防线冲破。我不知道我为什么感觉不开心，我也不明白眼泪为什么总是莫名其妙落下，在我吃饭时，在我上课时，在我入睡时，甚至就在我开怀大笑的下一秒。**

洗漱间有个大阳台，几乎每晚，在大家熟睡之时，我都在那里放声大哭，我看向地面，在想要不要就此终结这一切，但我必须在第二天装作若无其事，面对我的朋友和家人们。

五、 和死神面对面

不知道突如其来的疫情影响了多少人，但那半年对我来说是毁灭性的打击，日子像过在云端，一不小心就会踩断。网上各种求助的信息让我焦虑，有人感染，有人死去，就是没有好转的迹象。隔离、封闭、推迟到校，网课使我必须回到父母家，紧张的关系更是一触即发。亲密关系带给我的沉重，不被理解的痛苦，我越想逃脱，就陷得越深。

那段时间死神就坐在我的床头，她是美丽而神秘的，她温柔地告诉我如何解脱，而后沉默不言地看着我。

我读不进任何书，也无法集中注意力，一个七分钟的视频需要一个小时甚至更久才能看完。我的作息开始完全颠倒，噩梦连连，每到入睡前心跳极快，无法长时间站立或者端坐，见不了光，也听不得声音。我甚至不敢出门，每次出门前都要建设很久，手放在门把手上，却怎么也压不下去。我害怕我不合时宜的眼泪突然涌出，害怕人，更害怕他们发出的声音，电动车的喇叭声可以让我心跳加速喘不过气来，甚至产生暴力念头。

还记得有一天骑着车回家，抬头发现天空很像油彩画，像是脱离了意识般的，车头偏转方向冲向了疾速行驶的车辆，最后是一阵急促的刹车声伴随着咒骂，结束了这一切。后来和朋友开玩笑提起这段日子，说我每天醒来的第一个问题就是跳还是不跳，我还总以为人会像树叶一样，是慢慢飘摇下来的，接触地面的一瞬就死亡，没有痛苦，更没有声响。

六、你为什么不再哭得大声一点

我和我的父母关系并不亲密，甚至说是疏离，我想和他们亲近的心早在一次次单方面的欺骗和兴高采烈告诉他们发生的趣事却无人回应时一点点死掉了。他们不可能是开明的父母，至少是绝不会理解抑郁症的那一种。

我记得那天我被母亲抛到身后，她回头看着我，说："你为什么不再哭得大声一点？"然后扬长而去。

我在原地看着她的背影越来越模糊，对死亡的念头也越来越清晰，我奔跑着，想去马路中间，去楼顶，去河边，去任何一个能结束我生命的地方，最后止步于奶奶和当时朋友的电话。那是我第一次在他们面前爆发，之前我都表演得很好，从来没有让他们察觉到我的异常。

回到家后，我开始了漫长的哭泣，父亲在一旁沉默不语，母亲抓着我问：为什么这个样子，是分手了，钱不够花了，还是怎么了，你告诉妈妈呀。我只能哭着说我不知道，我想去看心理医生。

她的态度从一开始的温和变得暴躁，最后在凌晨四点被我的呜咽声吵醒后，她把卧室的灯打开，我的母亲，在那刻是那么的陌生，灯光的刺眼让她眯着眼睛，头发散乱，衣着不整，她对我说：求求你不要折磨我了，早上起来我们就去医院。

去医院只不过是验证了我的猜想，中度抑郁、中度焦虑。家乡五线城市综合医院的精神医学并不发达，有做量表时阴阳怪气的护

117

士，有不痛不痒的药，和医生最后的那句"她只是不懂事"。

此后我们的关系缓和了很多，但那些药吃完后，我也没有再去复诊了。

七、春天是一辆列车

回到校园后的几个月，我的身体再次出现了不适，这次我去了当地的精神卫生中心，不幸的是，病情更加严重了，幸运的是，我的母亲开始理解我了，在她朋友的开导下和我的科普下，她慢慢了解了抑郁症，也支持起了我的治疗。我尝试告诉我身边的朋友这件事，他们纷纷表示理解，会一直陪伴着我。

那时还在郊区的校区，离医院足足有二三十千米，交通工具都要换两三种才行。两周一次的复诊，就像一段旅行。还记得有一次刚到医院时是阴天，心情同样也很差，而我拿完药离开的时候，天刚好放晴，医院的银杏树上洒满了阳光，那一刻我感觉自己的感官都通畅了起来，身子都是轻的，连风都很柔和。

八、举步维艰却很美丽的梦

除了抑郁和焦虑，困扰我的还有严重的外貌和身材焦虑。

我去看喜欢的乐队演出的那天，大概是我五六岁后以来第一次穿吊带裙，裙子半开衩露点腿，也是某种意义上结束了对自己身材十几年的不自信，到后来热到脱下外套擦汗。

我想那天晚上我不在乎自己是不是太胖，胳膊太粗穿吊带会不会不好看，体态是不是不够好，那个晚上我只觉得我穿着漂亮的裙子，化着好看的妆，和在场的所有女孩一样，一样年轻漂亮，一样皮肤充满弹性，一样光彩照人、神采奕奕，在十度的天气穿薄得要死的裙子，一边跳舞一边大声唱歌。而我不是艾蜜莉也不是梦特

娇，只是一个无聊到死的年轻人，嘴里唱着残存的热爱与希望。

那个学期疯狂看现场演唱会，把生活费的大半都拿来买票住酒店，穷得发疯，偶尔也拿酒精和尼古丁麻痹自己。生活质量直线下降，倒是体力变好了，从直接瘫坐在地上等地铁，到看完全场演唱会却依旧神采奕奕暴走两站路，有那么一刻我觉得自己是在透支生命，但没关系，因为我是活着的。

九、未来

现在的我已经接受药物治疗一年半了，前段时间刚刚减药成功。我开始希望能不再靠药物也能支配情绪，即使现在我依旧会偶尔发病，每天早上起床像在开盲盒，永远不知道今天要面对的是哪种情绪。

我也开始接受自己骨子里的叛逆，飞越几千千米只为了见一个人和一只猫。还有我那天生的坏情绪，在药片里变得亦真亦幻。在这动荡而不安、让全世界忧心忡忡的一年，我开始不顾一切地流浪。七天辗转于五个城市，独自拉着行李箱走过了长长的路，去见那些相识很久却从来没有见过面的人，去见那些好久不见的人，去看那些城市的夜景。

梦境和现实的混淆，现实感的剥离，渐渐失真的感官，**我依旧为拥有对爱的感知力而倍感幸运**。帕罗西汀让我平静，喹硫平使我安眠，劳拉西泮带给我安宁。

这些，我希望在日后也可以自主地拥有，那是对过往那些敏感而细微的情感的纪念，让我明白，**没有人是一座孤岛，我可以去爱，也同样值得被爱**。

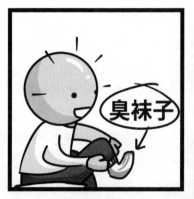

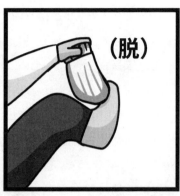

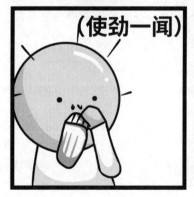

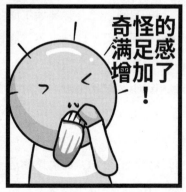

十一年躁郁人生，我是推石头的西西弗

文 / 清河

写下这些文字时，躁郁症伴随我已经十一年之久了。

从第一次经历抑郁开始，我就开始写日记，这个习惯基本保留了下来，我相信文字会给我们带来力量。希望大家看到我的故事，能得到一些启示，在自我探索的过程上不再那么孤独。

一

2010年大二下学期秋季开学后，我在亲密关系中被拒绝，但当时的我不但没有感觉到挫折，反而好像变得振奋起来，变得好像一定要证明自己。印象最深刻的就是早上有时候5点多就起来，那时候冬天很冷，我就去操场跑步，因为室外风太大，我就跑到实验楼里面练习俯卧撑，好像有使不完的劲。我也一反常态，比往常更加注重自己的形象，消费也比往常多了起来，还会放出一些"豪言"，没想到这为后来的抑郁埋下了伏笔。

2011年4月份，春季一开学我就发现自己不对劲。开始有躯体症状，肠胃出现不适，我尝试去努力调整自己，锻炼、看书。发现没有效果，当时是一天比一天差，自己也越来越焦虑，上课的时候已经听不进去，对事物变得越来越没兴趣。我怎么也想不通，从小到大一向优秀的我，为什么变成这样。

我也尝试去学校的心理咨询中心，老师说你这个就是广泛性焦虑，去精神卫生中心开些药就可以。我听到这些，内心极力地否认，我不能接纳我自己竟然要去吃药。当时我就联系母亲快递了一些中成药，但也并没好转。我最后就每天躺在宿舍床上，什么都不做，没办法被父亲接了回去。

回家后，我也尝试过各种方式。吃中药、散步、针灸、按摩、食物疗法，但我也没什么耐心，对这个病缺乏认识，我妈也是去医院带病咨询，她比较坚持中医方式。我每天仍然就想着睡觉，什么都没兴趣。

最后，在朋友的帮助下，我们找到了让我出去的方式，我妈的朋友每天带着我去打太极拳，然后静坐。我竟然是可以坐住，这样起码比在家睡觉好。但持续了一段时间，还是没有明显的效果。

这时候在我爸强烈的建议下，我被硬拉着去了市医院的精神科，开了帕罗西汀。开始吃的时候副作用比较明显，坚持了一个多月后，好像有了效果。我的活动也变多了，跟别人打起了篮球，之后就感觉越来越好，虽然信心上还不是很足，但已经朝着好的方向发展。这段时间主要跟母亲相处，其实也反省了一些自己性格中的完美主义，从另外的一些角度认识了自己。

9月份复学后，我虽然把较多的时间花在学业以外的活动，不过也顺利地保研成功。后面注意到自己之前好像有比较躁狂的时候，咨询了医生，开了丙戊酸钠。后来我感觉没问题了，就擅自停药。这也是我后面困扰这么多年原因之一。

二

2014年我读研究生后，因为跟女朋友是异地恋，结果越来越焦虑，最后索性分手。"嘣"的一下，我脑中的那根弦又断了。

我记得很清楚，2014年的国庆，我把自己关在宿舍，除了去食堂吃饭，就是睡觉看电影。但这次不像第一次那么严重，经过第一次的暴击后，我开始尝试一些方法。

我妈买了一款物理疗法的微精脑颅刺激的设备，我就带着去静坐。当时我也没法安静下来，我就静坐，不停地静坐。基本上自己躲在自己的世界，幸好那时候课程不是很紧张，重要的课就去上一下，不重要的课就不去。我当时就想靠自己的力量走出来，没想那么多。那时候我还伴随贪食、犹豫，别人都是厌食，我是贪食，每次吃完之后还想吃，吃了又会后悔。

我每天规律性地去图书馆，其实主要是找些事情做，看看书，不管是什么书。我还坚持去学校心理咨询室咨询，就这么到2015年5月份的时候好像就慢慢好了。

其实现在回忆起来才知道，这时候其实是危险的时候，恢复过来的我感觉信心大增，自己终于战胜了这个可怕的疾病。当时感觉整个人的精气神都不一样了。我的朋友注意到我说话很多，尤其特别能在别人面前讲，我以为这是自己沟通能力强的体现。

亲密关系像是扣动我抑郁的扳机，状态恢复后，我潜意识又想再去寻找亲密关系。这次因为学校的一个项目跟一个女孩认识。项目结束后，整个寒假两个人没见面，每天晚上都聊到凌晨。结果开学回来再次见面后，她不怎么理我，我的情绪每况愈下。

熬到毕业前夕，我每天还是躲在学校的图书馆，不知何去何从。不过有了之前面对抑郁的经验，我相信必须勇敢地走出去，那时候也看了很多心理学的书和文章，印象深刻的就是罗洛·梅的《焦虑的意义》。

三

毕业后，工作忙起来，我的抑郁一度消退了，虽然依旧碰到情感方面的事情又会变得抑郁起来，但相对之前的每次发作，变得轻了一些。

很多时候我就在想，我就像希腊神话中的西西弗，必须将一块巨石推上山顶，而每次到达山顶后，巨石又滚回山下，如此永无止境地重复下去。每次你以为自己好了，但那忽然而至的情绪又给你致命一击，那种深深的绝望感让你喘不过气。

还好2017年，我终于遇到了另一半，顺利恋爱结婚，本以为触动自己的扳机已经消失的时候，2020年的时候我被分配了一个紧张的工作，要短时间实现一个产品。

严格来说，其实这个任务对我来说不是不可能完成，但我好像之前那种好胜劲又来了，让我开始进入躁狂状态。

现在想来2020年初疫情的时候，每天早上也是很早醒来，然后独自去跑步，情绪很激动。经常会跟我父亲打电话，一次说一个多小时；有时候不是什么大事，自己也感觉到很愤怒，要说很多。行为比之前冒进了很多，虽然我有觉察，却没有再多想。

2021年初，我又一次感觉不对劲，经常做梦，早上醒来也很疲惫，社交萎缩，觉得人生很没有意义感，由于工作也不是很忙，我一直沉浸在意义感的探寻之中，这么持续了几个月。

慢慢地我感觉到焦虑，我意识到我不可能一直这么下去。刚好有个机会，我想通过换个忙一些的工作，去行动起来，不能耽于幻想。在我离职后，我突然想去精神卫生中心做个检查，就立马挂号过去，我不知道是什么原因，可能也是潜意识，或许我是要真正面对双相，检查之后，医生没有给我定性双相，当然其实定不定性不重要了，写的是心境不稳定。给我开了丙戊酸钠缓释片，这距我上一次吃药已经过了11年。

虽然轻躁狂的感受不错，但高潮过后毕竟是低谷，人生不可能一直这样波动下去。

经历了这么多次西西弗的轮回，我也意识到自己的局限性，我希望我这次能够谨遵医嘱，不擅自停药。当然经过这些，你说我后悔吗？如果我当时就坚持吃丙戊酸钠，我的人生会不会改变呢？我也不知道，我想的就是通过吃药稳定好自己的情绪，好好地活在当下，我们拥有的不就是当下吗？

另外之前没吃药的时候我能尝试的方式都尝试过，对自我的认知、家庭的关系也改变不少。感恩一路陪伴我的家人朋友，就像我第一次抑郁时候的签名：**从零开始以及未完成**。

我们都是在不断完善自己的过程中，现在我又重新开始了。

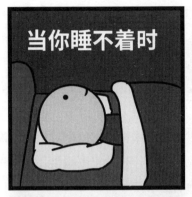

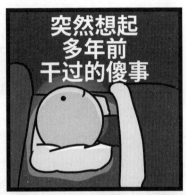

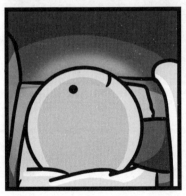

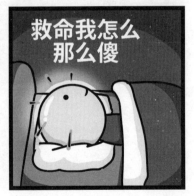

任何靠近我的积极情绪，都成了水蒸气

文/shakspizza （20岁）

离开世界，这是我这几年脑内萦绕不去的想法，但它第一次出现在我的脑海时却太早了。

那时我只有几岁，甚至忘记了那时我有没有上幼儿园。我从十二楼往下望，第一次产生了想死的冲动。到小学时，头脑中时常闪现轻微的自残冲动，它就像飞鸟般不时造访我，又翩跹飞走。从那以后，这股冲动常常出现在我遇到什么麻烦事的时候，至于为什么，应该就是出于"想要从这种状态中解脱"的想法吧。

一、我只想过上和常人差不多的生活

重新回顾初高中，和如今大学初这样的阶段，我总是在不适应环境的时候频繁出现轻生念头。

我在初中的前半程过得十分艰难，无论是学习还是人际关系方面都举步维艰。而"帮助"我的，则是自残。那个时候我知道自残是不对的，然而自残确实是最能帮到我的。当凝视着血从皮肤往下滴落的时候，我会从极端的痛苦转为完全的平静，就好像经历了一次小小的死亡。

127

自残有用吗？当然没用。你确定？你是否愿意想象自己作为一个抑郁症患者，脑子里充斥着各种消极想法，比如"我为什么还不去死"。这种自责自罪的想法很常见，并且真的有很多病人带着这种想法轻生了。

这种消极想法在我高一下半学期差一步就让我真的采取措施了。我甚至已经写好了遗书，而遗书的一部分内容就是认为，自己无论在社会上还是在家中都没有用，并且还占用了社会资源。

到时，我的家人们一开始可能会悲痛，但是过了段时间他们就能恢复过来，会认为我的决定没有错，会认为我的消失是一件好事（哪怕是已经经过住院治疗现在的我，有时发作时还是那么认为）。

等等，打住，再写我可能又要陷进去了。

还有一些想法，"只要死了我就不会再感到痛苦了"，也有"什么都好，自然灾害还是意外，能让我解脱吗"。应该所有病人都会觉得这样无助、无望吧，自己如此痛苦，但根本没有解决的办法。

有人曾做过比喻，就是自己和周围的人仿佛在两个世界，自己在海里，他们却在岸上，自己吐出的只有泡泡，有的人根本没听见，而想帮你的人则不明白你在说什么。因为处于不同的世界，所以很难有解决的办法。

但是没有解决的办法，却有缓解的办法。不知道会不会有人和我一样，抱着希望去求医，希望能找到恢复成以前一样的办法，但到最后都只希望能勉强支撑就好。

二、满脑子都是吉德罗释放的小妖精

直到现在我依然饱受这种想法的侵扰，哪怕我换了一家又一家医院，变化的只是我在吃的药。我现在一天得吃十二粒药，以致于我必须定时体检以保证我的身体依然健康。

如果问我，为什么会产生这样的想法，我和像我一样的病人可能会无话可说。我们不知道在哪一步事情就变成了这样，我们不知道它们是怎么来的，也不知道怎样才能把它们赶走，有点像电影《哈利·波特》里吉德罗释放的小妖精，但是你却怎么也收不回去。

应该很多人都听过史铁生的那一句话吧，他说："死是一件不必急于求成的事，死是一个必然会降临的节日。"我曾经试着相信过这一句话，但事实证明这句话并不适用于我。平常的生活对我来说无异于火刑和凌迟，死对于我来说不只是节日，更是能让我解脱的仁慈之神。

如果探究一下是什么让我们那么想死，大概就是，在绝对的消极想法和极度疲惫下，无法处理任何事，哪怕只是小事的状态吧。在我最严重的时候，我起不了床，每天基本上都睡过去，连吃饭都觉得痛苦。我恐惧手机铃声，恐惧见到生人，恐惧世界上所有的事情。我什么都做不了，脑子里面塞满了种种消极得可怕的想法，仿佛是背着天受罚的阿特拉斯。

举例，起床时一动不动继续躺着，但脑中想着："我为什么还活着""活着好麻烦啊""该死的我还得起床""我要直起身子，掀开被子，把脚放下，穿上拖鞋，走去，举手，拿牙膏牙刷……我好想死""活着好累好痛苦，我觉得好恶心，为什么那个用寿命换钱的按钮并不是真实存在""我连起床都做不好，我真是个废物""我呼吸就是在浪费氧气""好想死，然后把器官捐献给有用的人啊，这样至少我还有点用""天花板的纹理好漂亮，但是我连它的一根曲线都比不上，我好想死"，等等，没有夸张，因为我现

129

在有时候还会这样想。

如果你是个正常人，你可能会觉得非常惊讶，觉得难以理解或者觉得我所说的什么都不是；而如果你像我一样会这样感受，你可能在脑内和我握手，但你也可能不是这样的感受，那么我会在脑内拍拍你的肩，对你说：辛苦你了。

三、 快乐就像水蒸气，一靠近我，它就消失了

还有两个症状很常见，就是兴趣减退和思维迟缓。我之所以把这两个症状放在一起，是因为它们都会增强无意义感和无价值感，这也确实是轻生的一大重要理由。

在最严重的时候，我对任何事物都失去了兴趣，整天躺在床上。我失去了价值感，不再对我曾想为之奉献一生的事物有任何的兴趣，不再能从中得到正面的反馈，以让我有动力继续生活下去，不再想投入大量精力，去尝试把事情做到最好。

就像遭遇了一场火灾，水分被一点点蒸发，待到自己发觉时，我的志向、我的兴趣、我的时间、我的精力、我的快乐，以及其他正面情绪，如同水蒸气一般悄然消逝。也不是什么快乐都感受不到，只是我们抓不住快乐。当你被捂住了眼睛，禁锢住了身体，从外面感受不到任何东西，你所能感受的就是从自身感受到的慌乱、无助、窒息和绝望。

焦虑，这是个可以单独成为病症的表现。焦虑是漫长进化中演变出来的、能够帮助我们生存的情绪，不过在现在，极端的焦虑甚至会威胁我们的生存。当然大部分时候，我们感受到的焦虑并不会发展到那样的程度，不过也够呛。想想一个超现实主义的场景：你正站在一座摇摇欲坠的木桥上，前方是猛虎，后方是饿狼，脚下是一群食人鱼。超现实吗？超现实吧，但现实中不小的一群人确实正

体会着相同的焦虑。

我的焦虑是源自自己的完美主义和对自己的高要求。在当时我正为学习成绩分不够高和排名不够领先而焦头烂额。为了达到目标，我挤出一切时间去学习，早上五点起来到教室学习，中午只留二十分钟午睡，晚上开台灯直到十一点半，周末留校继续学习，恨不得时时刻刻都在背书。这种超负荷的状态是不可能持久的，并且也没有维持多久，一个学期多一个月，我就因为严重的轻生想法在家休学了。现在回想，或许我就是用尽可能多的努力来压制住我极度的焦虑。

焦虑在情绪障碍阶段会体现为，例如，你没有洗头，你不想洗头，你必须出门。普通人能用自制力强迫自己洗头从而恢复情绪的平稳，但我们会因为不想洗头而无法做到去洗头发这件事。我会因为自己做不了而痛骂自己没用，但同时又因为实在做不到而绝望，最后抓狂而想要轻生，用死亡来结束这件事，无论这件事有多小。

思维迟缓，同样有一个不那么准确的比喻，就像中央处理器（CPU）过载，程序难以按之前的运作执行，信息处理速度滞缓，也许会伴随着电线短路、输出功能受损那样？不过按照权威的说法是："自觉反应迟钝、思考问题出现困难、决断能力下降、言语减少、语速变慢、音量降低，严重者应答及交流也会出现障碍。"

这会不会是因为我站在太远的地方，声音所传播的距离太长所导致的？但这个症状在我身上并不那么明显，到了现在也就是很擅长发呆而已，不碰手机的时候对着什么东西都能发呆，并在长时间盯着看以后，发现这个东西很美，比如颜色、形状、花纹、质地等，我在除人以外的事物上很擅长发现它们的美。

比如现在，台灯在一旁柔和地发着光，我看着一个磨砂的按键，它反射着光，这亮光从右到左逐渐变暗，最让人着迷的是它凹凸不平却又布置细密的斑纹。我总是看到了非常漂亮的地方却无法用言语去表达出来，不过这也说明了我为什么那么喜欢摄影，因为它能够表现出一部分我想拍下来的感觉。

四、抑郁症不是"简单的心病，调节一下情绪就好了"

接下来要说的躯体化症状，可以反驳那些说"抑郁症只是心病，调节一下情绪就好了"的人。

睡眠障碍、饮食及体重障碍、精力丧失、抑郁情绪昼重夜轻等，都是很常见的躯体性症状。表现包括但不限于失眠、早醒、食欲下降或增加、疲劳、头痛、背痛、腰痛、口干、盗汗、心慌、胸闷、恶心等，其中很多都会严重影响日常生活。我有时会听说哪个病友得了抑郁症以后体重增或减了几十斤，或者饮食不规律得了胃病，我个人则是困扰于头痛、腰痛、膝盖痛三者的频繁到访，严重的时候连站立都难。

上面的症状很多都像感冒，设想一下，当你不断持续着感冒发热时的症状，同时还要应付生活、学习和工作，这到底有多难。出现了躯体化症状以后，其实也意味着你的身体也病了，身心难以分割。

吃药实际上也会对你的身体产生负面影响，特别是在你吃多种药、剂量很大的时候，也就是我现在所体验的，很明显能感受到部分机能的下降和器官受损。然而我还是建议病友们遵医嘱和积极治疗，毕竟这总比轻生好吧。

人生中，每个人都是负重前行，而精神病病人的包袱过重，以致难以前进，甚至要被压垮。旁边人要做的是不给病人增加负担，并不要求你做什么。

如果你想要帮助到病人的话，可以通过多种渠道学习更多的相关知识，尽量在了解了一些基本信息后，带病人到大城市的三甲医院进行诊断，牢记医生的建议。如果开了药请先查看说明书，如需住院治疗，不必惊慌，详细了解情况后根据个人情况加以判断。

有关抑郁症的科普型自助书籍有很多，比如认知疗法、正念疗法或存在主义治疗等，别人讲述自己得病经历的也不少，我建议买书前先到网站看评分和评论；若病人病情严重或不稳定，我强烈建议先不要看，因为容易引发情绪波动。

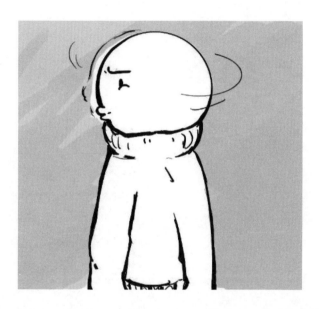

抑郁了还聊个毛线，不如去打毛线，
还可以抗抑郁

在辩论赛场上，我代表抑郁群体发声

文 / 端午的奇妙幻想（21岁）

高中时，我第一次参加了校园辩论赛，那时的我性格内向、很自卑，平时总是默默无闻的一个人，但我却在辩论赛上报了名，所有人都觉得很奇怪，也没有人看好我，之后即使我非常努力地准备，我们比赛还是输了。

因为我的内向、敏感的性格，所有人都把锅甩到了我头上。他们说："怎么可以让这样的人参加比赛呢？为什么不换一个活泼开朗的人上场，也许这样我们就能赢了呢。"因为这件事我哭了很多天。

后来我上了大学，或许是为了证明自己不是那么差，也或许是为了弥补高中时的那一个缺憾，我又一次参加了大学辩论队。辩论训练真的很辛苦，有时候为了一份稿子我们得通宵阅读十几万字的文献，有时候为了一次非常优秀的攻防，我们要在房间里练习整整一天。教练很严格，学姐要求也很高，无数次，我精心准备的内容被否决，我在场上被学长学姐一次又一次地驳倒，但我坚持了下去。

当时只是凭着一口气，我希望能够让高中的同学们看到，我不是那个让大家输了比赛的罪魁祸首，我希望让大家看到我也有这份能量。

也许是因为我的运气真的不错，也许是因为努力得到了一点点回报，我开始有资格参加全国级别的比赛。大二那一年，我站上了大学生辩论世锦赛的舞台，虽然最后并没有得到非常优秀的奖项，但这次经历似乎让我看到，原来我不是那么差，原来我可以不那么自卑呀。

再后来，我成了校队队长，我终于可以作为主办方去主办很多面向市级的比赛，而且非常有幸的是，我还被主办方选中参与了全国华语辩论锦标赛上海赛区的协办工作。这些事让我第一次并不仅仅是为了争一口气而坚持做一件事情。

我慢慢地发现，好像当年我只是为了证明自己的能力所做的事情，它拥有了真正的价值、真正值得让我所看到的价值。再后来我参加了很多比赛，我发现我真正开始坦然地面对了。

那天，我站在场上，我用语言为少数群体发声。我讲述着自己得了抑郁症之后的经历，我讲述着抑郁症给我带来的情感变化，我讲述着我作为一个抑郁症患者所看到的、所听到的。

我告诉大家，当我第一次站在场上的时候，因为我是一个内向的女孩儿，所以他们对我有偏见，他们告诉我内向的人便不能站在台上，用自己的语言来告诉这个世界，因为你内向，所以失败都是属于你的。可是我要告诉他们，现实不是这样的，当内向的我，当那个身患重度抑郁症的我站在台上自信而又游刃有余地处理着工作时，当那个抑郁症躯体化已经很严重，但仍然坚持着站在重要比赛舞台上为抑郁症发声时，**我希望让他们知道，原来这一切都不是我们的错，我们可以做得很棒，我们和其他人一样。**

有人问我：你真的是抑郁症吗？为什么你之前从来没有表现出

来这一切？

我说，以前我害怕这个身份，我害怕我的内向让别人觉得我没有资格去参加一些面对集体的活动，我害怕我的抑郁症让别人觉得因为我有这场病，所以我不该被委以重任，所以我不该参加那么多大型场合的活动，我害怕那么多带着偏见的眼神，我也害怕不该有的流言蜚语。但是现在我终于可以站起来，让这个世界听到我的声音，我想这段经历，不仅仅属于我，更属于每一个身患抑郁症、在这条艰难的路上行走着却没有放弃的伙伴。

虽然现在夜深人静的时候，我仍然会情不自禁地躺在床上回忆那一场高中时的辩论赛。

我无数次问自己，如果回到那一天，以我现在的实力、生活阅历，能不能在场上翻盘，能不能赢下这场比赛？我也难免会遗憾，想如果那时候的我稍微坚强一点，如果那时候的我多一点勇气，如果那时候的我在台上能够想到这么一个绝妙的攻防，结果会不会不一样了？我甚至会想，如果我没有得抑郁症，我还会如此重视这个结果吗？我还会决定要证明自己吗？

但是不管怎么样，这一段经历带给了我无数的时光，在这段时光里，我开始真正相信原来我可以，我开始接纳自己的抑郁症了。

我开始和我的朋友们讨论我的病情，**我发现身边有许许多多和我一样身患抑郁症或是双相情感障碍的朋友，他们有的躲在人群中默默无闻，当别人和他们聊天的时候也只是小心翼翼地避过，因为他们害怕被别人发现。他们中的有些人却总是表现得非常开朗、非常活泼，因为他们觉得只有这样才不会被发现。我现在才发现，原来有那么多人和我一样躲在人群中小心翼翼地害怕着。**我非常感谢辩论赛，它能让我在场上真真切切地说出我的感受，我也非常感谢那一次失败的比赛，它让我有了这么多的勇气，有了这么多走下去的勇气。

最后一次，当我在场上非常热情地说出："谢谢主席，问候在场各位"的时候，我终于可以坦然地将我得抑郁症的事实说出，我为抑郁症的患者发声，我为我们这些少数的群体发声，我想站在这里让世界听到我的声音，不仅仅是我的声音，更是我们身边那么多人、我们心底的这一份呼喊！

我想，这些给我带来的意义，远不止一场比赛那么简单。

希望我的这一段经历能让大家产生共鸣，听到后一起坚持着和我一样往前走。

作者：端午的奇妙幻想

喜欢画画、书法、剧本杀、狼人杀，分享各种奇奇怪怪的故事，和抑郁症相伴多年。

第四篇

抑郁背后的疗愈故事

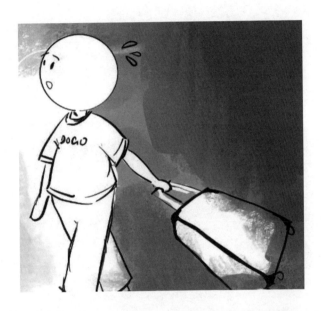

终于活成了自己曾经讨厌的样子

当那一瞬来临——记第一次躁狂发作

文／Clover

一、人生的第一次"坍塌"

2月份开学，坐了一晚上绿皮火车的我一夜无眠，翘了第一天的课，躺在床上一整天却一刻都没睡着。

第二天老师叫我回答问题，我不会，我不知道说什么，也不想说什么，就那样站着。我其实是个很干脆的人，我讨厌那种说话哼哼唧唧像挤牙膏似的人。但那天我觉得自己脑袋里是空的，思维像一团乌云一样在头顶停滞着，于是我就那样站了整整一节课，一句话没说。

没有暖气的教室里，空气是湿寒的。我清楚地记得那天我穿灰色羊毛大衣，衣领和口袋是镂空的，围一条灰蓝色围巾，头发绾成一个髻。

之后的感觉是焦虑、焦灼，并且全神贯注于自己的焦虑，无法对任何人任何事产生兴趣，这种感觉在此后的五年也常常缠绕着我。

躁狂来临是什么感觉？我只能用两个字形容，就是**"坍塌"**。

那天，我开着一盏小夜灯，躲在深蓝色床帘围起的私密空间

141

里，迎来了我人生的第一次"坍塌"。

我只觉得脑袋里"轰"的一声，脸发烫，心跳很快，冷汗浸了一身。恐惧让我不能就这样待着，我急急下床，走出宿舍，我必须做点什么。

然后我开始了长达四天的失眠，四天的忘记吃喝，四天的步伐不止、思想不停。后来我知道，那种感觉就叫作"躁狂发作"，"躁狂"只想把我的精力耗尽，令我枯竭。

我在校园里不知道走了多久，也许是一下午。我的脑子里好像有人不停地在说话，还有很多无解的问题，电光石火间的彻悟一闪即逝。我自己心里明白，这种感觉以前从未有过。

在那之前我已经断断续续吃了三年多抗抑郁药了，我体会过、我以为的"抑郁"，不是不开心，而是"没有力气"：我没力气梳洗，没力气出门，没力气去学校，没力气说话，没力气吃药。

但这一次我莫名振奋。我觉得我不能"没有力气"，这是坐以待毙，我要去看医生。

我还记得，公交车窗上映出的那张惨白得让我看了有点害怕的脸，头昏昏沉沉的我分不清方向，只觉得公交车爬上爬下走了好久。在路上我想：我终于坚强起来了，我充满了生的意志、变好的意志。

下车之后要过一个马路，我又像上课的时候那样待在那了，觉得过马路这件事好难，我好累，来往的车似乎穿行在我的脑袋里，乱哄哄。可我还剩一点儿机灵，跟在一个老太太身旁穿过了那条马路。

然后排队，挂号，就诊。走进诊室我一口气说出："医生你好，我一直在吃抗抑郁药，到现在已经四天没睡觉了。"医生却淡淡地说："打安定吧。"当时的我觉得打安定是件很严重的事，于是我说："我不要安定，副作用太大了。"那医生竟说："那你明天再来吧。"

我的问诊就这样结束了？

从学校踏上正确的公交车，过马路，和医生对话。这些事耗尽了我之前莫名出现的所有"振奋"，只剩下满身心的疲惫和公交车窗上映出的那张苍白的脸。听着自己一声一声起伏沉重的呼吸声，说不出话，甚至打不了字。

坐在医院门口的台阶上，真的一点力气都没有了，甚至在那儿躺了会。谁能来帮帮我呢？

二、"充沛"的精力

后来是我好心的室友来医院接我，陪我回到学校。

那天晚上我开始在宿舍里崩溃，歇斯底里，一个又一个电光石火间的念头、幻觉、臆想……那是我最想忘记的一段记忆，最想销毁的一个夜晚，我让所有人看到了我的不光彩、不体面。

舍友把我送到了辅导员那里，辅导员问我："你上次吃饭是什么时候，还记得吗？""我不记得了。我只记得感觉渴了，喝了一杯西瓜汁。""有吃什么别的东西吗？""真的不记得了。"

在辅导员那儿终于睡了一觉。早晨醒来，天亮了，是个晴天，太阳光刺眼，我已经好几天没洗脸。我穿上那条已经穿了五天的牛仔裤，发觉裤腿空空荡荡的，羽绒服也空荡荡的。辅导员给我煮了一碗粥，我喝完，哥哥就来接我了。

在南京站等车，哥哥带我在玄武湖边散步，我对哥哥说我想划船。那个寒风凛冽的二月，空无一人的玄武湖，整个湖面只有我们一艘船。我想把手机丢进湖里，我觉得手机里装着所有我甩不脱的东西。

那一年还没有通高铁，在火车上我一直呆呆望着窗外。到了晚上，我觉得车厢里忽然热闹了起来。

我觉得每个人都知道我是谁，觉得他在看我，他也在看我，他们在讨论我。对面的座位是空的，可却有人过来坐下。他为什么要坐在这儿？为什么要坐在我对面？各种奇怪的想法冒出来，再一想又被自己这种想法吓一跳。

当我自己意识到这些想法是多么不寻常的时候，因为害怕，伸手打倒了面前的水杯。看着水慢慢流出来，心里感到一些安宁。

之后我的状态已经眼见着不太正常了。我用力推开了一个七八岁的小孩，因为我只想洗脸，只是想洗脸，洗得精神一点。

列车员把我和我的哥哥关在两节车厢中间，两扇门中间的一个密闭空间里。我握着哥哥的手，紧紧握着。我说，哥哥我受不了了。

下一站是焦作，再忍忍就能下车了。出站之后打车，跟司机说去有精神科的医院，然后大夫给我打了一针安定，我睡了半个小时，醒了，因为害怕。过了一会儿，妈妈来了，结清账单，我们就回家了，姑父和叔叔轮换开了八百多千米路接我回家。

早晨在服务区吃饭，我不饿，一个人去外面吹风。这是新的一天，华北平原上空旷的天地，我觉得好"清晰"，清晰的一道就这么划在生命里，以后的生活再也变不回从前。

到家之后我已经疲惫到极点了，从床上下来走了没几步路，腿一软就倒在了地上。端碗的力气都没有，我的眼睛看不清纸上写的字，揉了揉，还是看不清。爸爸给了我一颗药，不知道是什么药，大概是安神的？吃下去，我终于睡着了。原来那是一颗安定。

可过了几天我又精力"充沛"了，我想去爬山，想买衣服，想做很多事……更想，把心底藏匿几年的事说出来：其实我已经在想死的事情了。

144

在家待了几天我就住院了。我清楚记得入院那天是3月8号，妇女节，我称体重是98斤。

我长这么大头一次住院，真新奇。那时候我轻躁狂发作，心里觉得美滋滋、乐呵呵的，见谁都搭讪，叔叔阿姨一通乱叫。

刚过完年，医院天花板上还挂着红灯笼，我就跳起来够灯笼上的红穗子。办公室里的大夫们看见我就乐，说："好久没来这么躁的了。"我不懂他们什么意思，说你们为什么老笑我啊，那个主任就说："你去带动带动他们（其他病人，大都是抑郁症），他们都不说话。"

隔了两天我做问卷的时候，瞥见护士电脑上的诊断写着：情感性精神病。我忽然就笑不出来了，做完问卷和治疗，吃完饭，我就去隔壁医大的操场上待着。

我站在一个小土坡上，还有残雪未融。**我不懂情感性精神病是什么意思，但精神病，总归不是太好听。我有点怕了，"抑郁"的两年我从来没怕过，不开心也好，睡不着也好，不值一提。**

但那时候我用我那个疲惫不堪的脑袋琢磨这六个字，为它忧心，为我的以后忧心，可又有点开心。**我是不是可以，不再被人说不坚强了。**

假如时光能够倒流，回到那一天，那个下午，那个傍晚，我是不是会从封闭的床帘里探出头来，说："要不要一起去吃饭？"

作者：Clover

来自石家庄，躁的、郁的、混合的，都是我。

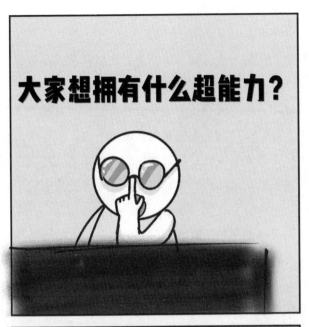

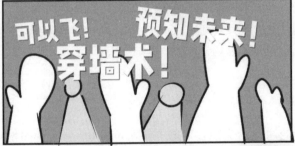

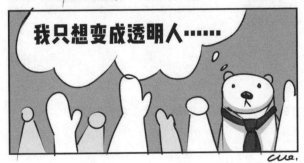

铁门之内——记第二次躁狂发作

文 /Clover

一

似乎是我不需要家人的照料，又似乎是医生认为家人的陪伴对我反倒不好，这次住院我独自一人住进了封闭病房。

病区普通的一扇门之内又是一扇门——一扇厚实的黑色大铁门，有一个15厘米见方的窗口。

这里边不让带任何"线"体，项链、鞋带、有线耳机、帽衫里的带子，都不可以。

我把帆布鞋的鞋带拆下来交给护士，她给我戴上写着科室、床号、名字的腕带，又给我戴上一个黑色的像手表的东西。不同的是这块手表的表带要用螺丝刀拧紧，后来我才知道那是定位环。

爸爸去给我办住院手续，妈妈去买生活用品。我穿着没有鞋带的帆布鞋在病房大厅里转圈，一圈又一圈。

那天我一直在走廊和大厅里走，一个长条接着一个圆圈，我在这片狭小空间里走个不停，那天手机上显示我走了两万多步。

直到爸妈把一切安顿好，我看着他们走出那扇大铁门，又从大铁门的小窗口里看着他们走出病区的门。

最后我挥挥手，转身，我不记得自己有没有哭了。

这个场景让我想起十二年前，那扇铁栅栏门内的我和门外的妈妈，那时候我有退路，我做了逃兵……

可这次逃不了了。

很多个瞬间我都觉得我挺不了了了，我一个人挺不了了了。

可是要活着吗？

要，就得挺下去。

我像是一只被鹰妈妈狠心扔出去的小鹰，我不行，可是不能不行，不行就是万丈深渊。

二

护士给我拿来病号服，我换好衣服坐在床上发呆，直到手上摸着湿湿的，才把目光从很远很远的茫然不可知处收回来。低下头，浑然不觉小脚趾竟被自己抠出了血。

天暗下来了，灯亮起来了，明晃晃的，有种不真实的感觉。

吃过晚饭，大厅里有很多人在看电视，一些男孩聚在一起说笑，一些人在打牌，我看到这个场面好热闹。

可是我"看到"，不是"听到"。

还记得初一进校的第一个晚上，没有老师，教室里乱哄哄的，男生们打闹、扔小纸团。

我坐在最后一排，看这间教室，看到一张又一张嬉笑的脸。

这个环境是嘈杂的，但我却觉得自己待在一个真空玻璃罩里，听不到一点声音。就像这一刻一样。

然后我抬头，看到一个女孩在踢正步。

好荒唐啊！我想。

每个刚住进来的病人都要先在监护病房观察两天，那个病房里有一个患有精神分裂症的妇女，她不分白天黑夜不停地喊一句话："谁来救救俺呀！"；还有一个男人因为喝酒喝到不省人事被送来，陪床的是他老婆。

那个姐姐人很好。晚上熄了灯，精神分裂的患者不停地喊，喊得我害怕，那个姐姐就站在我的床边轻声安慰我。

直到药劲儿渐渐漫过恐惧的礁石，我终于沉沉地睡过去了。早晨五点多被护士叫醒，问我："是XXX吗？"我说"是。"然后抽了几管血。

三

上午医生查房，我的住院大夫和我聊天，我跟她说，我一直在想有没有神这个问题。

这么多年来我所接受的唯物主义教育让我成为一个坚定的无神论者。可是有些事，如果不是神，似乎说不通。我一直强迫自己想，停不下来，很累。

躁狂发作的时候我总是无法静坐，大脑无法停止思考，随着思考我会无意识地转圈，仿佛绕着一个什么，就能一直转下去。

一旦停下来，脑子里那些想法就好像要从我的毛孔里喷涌出来似的，这种要裂开的感觉令我大哭大叫。

躁狂发作的时候总有种恐惧，觉得自己像失控了的车横冲直撞，又像一个马上要炸掉的气球。

脑袋里像是有一盘摆好的棋子被哗啦推到地上，一次又一次，又或者是有一支远光灯忽然打亮，亮得什么都看不见。

我描述过很多次失眠的感觉，可是在躁狂面前，失眠不值一提。

睡不着并不可怕，可怕的是在深夜脑海中那些异样的感受，就像一位女歌手唱的那样："我的心，有座灰色的监牢，关着一票黑色念头在吼叫"。每当夜深的时候，脑袋里那些魔鬼就涌出来耀武扬威。

去护士站拿一粒氯硝西泮，吃下去要一个小时才起效，这一小时我靠唱歌一字一句地挺过去。

我喜欢唱歌，把注意力放在每一个字上，我就不会乱想。

唱歌这件事啊，是我的翅膀，让我不至于坠落。

可是有时候吃了药还是睡不着，到了凌晨三四点钟，熬过药物的副作用之后反倒平静了。

四

第一个探视日到了，爸爸妈妈给我带了水果酸奶，还有我要的两本书、洗面奶和面膜。

我很开心地和他们讲我在这里的生活，问他们外边怎么样了，人们是不是都戴起了口罩？

探视时间结束，他们走出那扇大铁门，我又一次从小窗口里和爸妈挥挥手，转身，脸上的笑就收起来了。

我每天严格遵循着自己的计划表，早上睁开眼就拿着脸盆去洗脸、刷牙，认真吃饭，晚上洗漱，甚至敷面膜。

我害怕哪个瞬间我就突然坠落了，从躁狂转向了抑郁。所以我不敢让自己停下来，我害怕一停下来，就动不起来了。

精神类药物的副作用很大，晚上吃过药常常会鼻塞，心率加快，有种窒息的感觉。

半夜醒了，因为药量太大睁不开眼，我摸着墙上的扶手去厕所，回来的时候总找不到自己的病房。脑袋不能完全清醒，好几次坐起来都差点一头栽下去。

药效会让我浑身没劲儿，我太害怕这种无力感了。因为这种时

候谁都可以伤害我，表达自己的想法对我来说都特别难。

药量加大后，我开始食欲亢奋，曾经一星期胖了十斤。好多人抱怨食堂的饭难吃，可我觉得好好吃，每顿饭我都会把餐盘里的东西吃得干干净净。

后来我意识到自己又像充了气似地胖起来了，就开始控制饮食。为了避免忍不住多吃，打饭的时候就直接对师傅说：不要丸子或者不要鸡腿，只吃青菜、米饭和粥。

但我总是藏起一个馒头，因为我怕夜里特别特别想吃东西的时候没吃的。

有一次我真的好想吃东西，可我什么吃的都没了，居然指着临床的小姑娘柜子上放的零食跟她说，可不可以让我吃点儿。

好丢脸啊。

五

病区里有很多奇奇怪怪的人，也有很多奇奇怪怪的事。

有一个老太太每天只想帮助别人，她的病让她的善良值高到了极点。

而另一个老太太却每天做"坏事"，半夜去别人的病房把人家柜子里的衣服拿走，吃饭的时候大声骂脏话，还总觉得别人要害她，这两个老太太甚至打过一架，真是热闹极了。

还有一个没人照顾的老爷爷，听别人说这个老爷爷是被安排住在这儿的，他的裤子上总带着尿渍，嘴角总流着口水。

他每天都会在一个固定的时间喊一句话，我听了一个月也没听懂他喊的是什么。

过了两天住进来一个姐姐，她觉得她的领导在她手机里装了窃听软件，吵着要换手机。

我听她讲她那些妄想，跟她说：姐姐你病了，这些都不是真的，都是你臆想出来的。可她总也不承认她病了。

有一天她终于承认了，因为如果她不承认，医生就会说她没有自知力，她越是不承认，医生就越觉得她病得严重。所以她为了出去，做一切医生会认为是对的事情。

其实我也是这样，我躁狂发作，话很多，每天医生查房我总是着急地冲到她面前问这问那，这种时候她就会说我还是太兴奋了。

后来医生来查房，我就努力让自己在病房里安安静静待着，等医生看完所有的病人再来找我。

忍耐着不说话，也是一件痛苦的事。

我每天积极做治疗，积极吃饭，还积极跳广场舞，为的是让我的大夫看到我状态不错，这样我也许就能早点离开这儿。

和我同一间病房有一个患精神分裂症的姑娘，她每隔几天就要做一次无抽搐电休克治疗（MECT），俗称"电休克"，做完这个治疗后会在较短时间内对最近几天发生的事失去记忆。

于是我就看到这个姑娘一次又一次跟她爸妈打电话，说"你们把我关在这儿，影响我上学、影响我工作、影响我谈恋爱"。

听到"谈恋爱"三个字，我在心里暗暗地想，**一个破碎的我，还会拥有爱与被爱的资格吗？**

六

"世界这么大还是遇见你"。

有天早晨去护士站拿手机，迷迷糊糊还不清醒，听到这首歌心里突然有种不一样的感觉。

她唱："就要踏上成长的旅程/就到这个路口/你就不要送我/你快回去。"

我想起这十年间的每一次离别，我如何一次次故作坚毅地挥手，坚毅地转身，坚毅地一个人往前走，你别送我，我会忍不住哭的。

　　患精神疾病就像是一个人走上一条又黑又暗的小路，要和这一路上的魑魅魍魉单打独斗。

　　想到丘吉尔的故事，"他终其一生都在跟自己的绝望战斗，只有他才能够告诉别人，绝望是可以战胜的"。

　　我也知道，疾病是可以战胜的，知道前路遍布险滩和荆棘，仍要站起来勇敢上路。

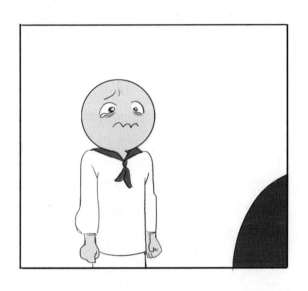

遇到坎坷，相信没有什么过不去的，
坚信一句话："现在哭着经历的事情，
在未来的某个时刻一定会笑着讲出来。"

我的初诊与复发——在英国求医的经历

文 /Victor 顾顾（25 岁）

我想大部分遭遇疾病困扰的人都有颠簸的过去，我便不想再赘述我的那些"少年时期"，在此只想叙述一下我的第一次发作和四年后的复发。

双相初现端倪

我第一次出现异常是在大一。

北京的秋季，色调的变化只在一瞬间，接着，校园里所有的树叶便闪出了沉郁的暖色光。银杏树的叶子被刷得金黄，高高地落下来，铺满大地，其中夹杂着暗红，让我极想躺在那里面，再也不起来了。

秋天对于情绪来说是残忍的，而刚好我也与一位有抑郁症的女孩开始了初恋。在此之前我并没有过多地关注我的情绪，而从那个秋天开始，压抑的感觉开始不断地向我扑来，每次都让我几乎喘不动气。我开始独自在夜里漫步校园，独自坐在石凳上听喜鹊的叫声，感受空气渐渐凝固。

那时每一个小的信号，都会引起我"论文式"的胡思乱想。曾有一段时间我持续怀疑老师会给我挂科（现在看来是很荒谬的），于是我严肃地与家人谈了这个问题。

结果当然是家人完全没有意识到我的思维出了问题，而是介入其中找了老师谈话，还记得那次任课老师惊异地对我的家人和系主任说："我不清楚他为什么要这么想，他再怎么差也是全系最好的几个学生之一啊……"

寒假时我和女友的关系走向了结束。我由持续的压抑转向了微妙的波动，再后来波动愈发剧烈，以至于短暂地出现了错乱的感觉。

有时对着书本，我似乎突然不认识字了，接着就是剧烈的恐惧；在梦里，我会梦到一些像巨石一样的东西，长着一些似脚非脚的枝干，慢慢地向我移动，于是我便在惊叫中醒来；走到空旷的地方，我会突然有种被抬高的感觉，渐渐地变得像是神智不清……

我喜欢写诗，在那个时期也留下了一些诗，现在读来依然令我毛骨悚然：

幻觉

长夜发出中国结的光

星星落满树枝，彩月之芽

在一声沉默的坡度上我挖走你的皮肤

霓虹捕捉我眼花的一刻

楼群上界的灯在一片火里明媚起来

玻璃后反出的错误

一声重击后教堂静静站立

路灯在车前显出环绕的形状

2017.2.7

房间

我只想要一个细微的组合

我在下午两点钟起了床

在床脚，四方形的枕头

把被子掀开并欠起了身子

我在一本书上读到了一个动词

那两眼发黑的动词，犹豫不决

我突然认不出了这个字

它呆呆地，朝我笑着

我朝它笑着，并从中

度过了一个下午

2017.2.11

在春季学期，随着气候渐渐燥热，我的情绪也变得躁动起来。

一些时候我会带着兴奋夜游，写一些谵语类的文章，一直到天亮还没有丝毫的困意，第二天接着精神满满地去上课；一些时候我又会神秘地藏起一些我也不知道为什么要藏的东西，然后给它们起一些神乎其神的名字，有时候我大声称呼它们，吓到了临屋的同学，于是我便收敛了一些。

那时我完全没有意识到这是病症，一直拖到了大二刚入学，一阵近乎疯狂的惊恐和失重感让我一头扎进了学校的心理咨询中心。老师在看过我的情况后认为，心理咨询已经不够了，应休学药物治疗。

在医院我被诊断为双相情感障碍Ⅱ型，于是我休学了。

四年后再复发

一年后我回到了学校，一切都出奇地顺利。

我用两年的时间完成了三年的课程，而且在毕业时拿到了系里前三的好成绩。顺利的步伐推着我不停地跃进：换了专业，并申请到了英国知名高校的硕士项目，我激动万分，信心满满地向英国进发了。

在英国的经历就几乎是带着点传奇色彩了。我去年秋天来到英国，复发也发生于此。开课的前几周，由于高强度的学习进度和对新专业内容的不熟悉，我开始跟不上课，于是我去找我的个人导师谈话。

导师听到我一天只学7个小时之后，大吃一惊，反问我："在这里你一天学7个小时还想跟上课？我们的高材生一天都是18个小时"；我反问他，那他们怎么睡觉呢？导师告诉我，4个小时足够了。

我尽力让他妥协，最终换到的结果是：像我这种情况，每天最低12个小时的有效学习时间，不能再少了。

于是我就开始每天学12个小时，持续了将近2个月，课倒是跟上了，而情绪再次出现了微妙的变动。因为先前有将近4年安然无恙，我便没有过多在意，**但接下来我便经常不由自主地流泪，在自习室里热盒饭的时候竟会突然流下眼泪，再不然就是奇妙的欣欢……**

再后来，自己竟又莫名其妙地单方坠入了爱情，于是所有的感情进入了"大混乱"的状态，病情复发了。

我立刻向学院请了假，开始了在英国的求医之路。

我到这时才发现原来自己对此地一无所知（来英之前我有着近乎狂妄的信心）。在英国的医疗体系中，普通（physical）、精神（mental）和心理（psychological）的治疗是严格分开的。

我叫了救护车，他们告诉我无法解决我的问题；我自己去了急救中心，也被告知普通急救不处理精神问题……后来的几天打了十几个电话才终于搞清楚精神病院的所在地，最终联系到了精神危机干预小组，把我转到了精神急救部门，而这时距急性发作已经过去一周了。

我在上午坐公交车出发到精神病院做诊断，那天下了英国的第一场雪，也是我第一次在异国看到雪。在英国留学的同学都在兴奋地发着朋友圈，而我坐在去往精神病院的公交车上摇摇晃晃。

不过雪总会给我带来宁静，那些能让人陷入抑郁的挂满深秋枯叶的树枝一瞬间变得洁白无瑕。我侧坐在窗边，感受着这场雪带来的只属于我自己的安宁。

问诊的医生做笔录，连续做了将近一周。那些天，我拼命向他们形容我的感觉、我的症状和种种经历。现场是配有中文翻译的，但我发现翻译说的时候我便又想到了别的，间断之后我又会忘记。

于是最后我便撇开翻译自己竭力地讲，于是那7天便成为我有生以来口语能力提高最快的日子。

在英求医之路

好在英国的医疗系统是完善且友好的。首先免诊疗费和药费，一次一种药只收取不到10镑的处方费，而且在危机干预中心（属于精神疾病紧急干预，病情严重时转至此，等稳定后再转给"社区全科医生"）的所有费用是全部免除的，让我节省了不小的开支。

后来我遇到了另一次发作，申请住院，但暂无空床位。在等床位的时候每天有社区的精神卫生工作人员上门来看望我，做笔录并转达医院。

同样，英国的社会支持系统也是很强大的，城市里有大大小小的精神卫生公益组织，可以在必要时提供陪伴，但不能像精神科医生可以下诊断；有些与英国国家医疗体系密切合作，向社会提供免费的相关课程，如压力管理、手工活动、艺术活动等。

针对我的情况，精神病院、学校的精神卫生中心和社会公益组织三方密切联系，形成了牢固的安全网。同样，近期我密切关注着两会中关于精神卫生的提案，期盼着我国的精神疾病社会支持系统也能逐渐完善，并越来越强大。

由于半年来多次发作造成了学业的中断，目前我也处在"走一步看一步"的状态里，但回顾这一次的复发，至少是能总结出来一些东西的：

首先不要高估自己的抗压能力，有此类精神障碍的人，发作期避免压力造成的情绪波动；其次不要忘记痛苦，处在正常期的人往往会忘记发病期的痛苦，而处在轻躁期的时候更是如此，于是纵容情绪杂乱地生长，吮吸着快感却不知危险的降临。

对于易于沉溺的人，还是最好把疾病想成达摩克里斯之剑；而对于畏缩不前的人，就需要告诉自己不要对疾病太悲观；最后就是要时刻内观自己的情绪了，我并没有资格讲这一点，因为我目前为止并未做到。

但记录情绪总可以算得上是第一步，至少把每天的情绪状态和用药情况等记录下来，以便长期观察。我在英国下载了一个软件，叫Bipolar Tracker，有多种量表等记录方式。暂未在国内找到此类的软件，梦想有一天我能有机会做一个适用于中国的Tracker出来。

作者：Victor顾顾

25岁，来自英国考文垂

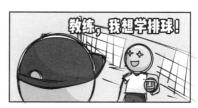
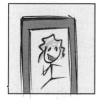

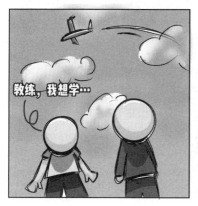
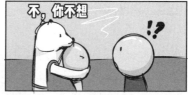
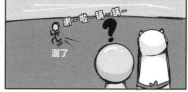

从发病绝望崩溃到习惯共处，我经历了六个阶段

文／草木一秋（21 岁）

编者按：如果你想了解抑郁症患者的真实感受，建议你认真读一下这篇文章，相信你才能真正地理解他们。

路途好像越走越黑，但星光也越来越亮，直至我们也化身为黑暗中的一点亮光。

上完晚课，回到宿舍，戴上了耳机，拉上床帘坐到床上，看完了整体不长只有二十多分钟的一集纪录片《我们如何对抗抑郁》。

怎么说呢，好像并没有十分触动，可能是身处于这样的环境中太久了，对生病群体和周围人的反应已经习惯，就难以对熟知的东西再产生太大的反应了。

经历过了每一个生病的小朋友都会经历过的"无助""歇斯底里""伪装""麻木""偶尔疼痛发作"后，我现在已经到了可能是病程的后期"习惯和共处"了吧。

一、无助

还记得最开始生病的时候，高一确诊的那一刻，真的是好无助。

那段时间，情绪反复无常，失控或大哭或大闹是常有的事。在教室里上课上着上着突然流泪，没办法控制住自己，只能中途突然哭着冲回家；在家突然大哭，痛苦地哭到呕吐，痛苦到只能不断用头撞墙。

那个时候似乎还不会想着轻生自残，想得更多的是"为什么"。为什么会生病？为什么会这么痛苦？为什么就是控制不住？为什么自己突然变得像个"疯子"？

然后就是**害怕**，无缘无故的恐惧，怕黑，怕人多，怕身边的人因此远离自己，怕自己好不了怎么办，怕自己是异类，怕只有自己一个人懂得这种痛苦的孤独……好无助啊。

那时候的自己，就像因为地壳运动突然被分隔到整块大陆之外的岛屿，一下子就陷入了一个孤立无援的绝境。

无助之间伴随的还有**迷茫**。因为生病，好像从前规划的所有人生轨迹都被打破了，学业、生活、人际交往，一切都因为生病，因为自己时常地控制不住，最后变得一团糟糕。需要与人打交道的白天终于熬过去后，迎来的是独自一人面对更清醒也更可怕的黑夜。每天躺在床上静静听着时针每走一秒发出来的赶路声，心里细数着时间。**偶尔把窗帘拉开，就能看见凌晨的月光洒进房间，搅拌着缓慢到残酷的时间飘荡在支离破碎的黑夜里。闭上眼睛后，其他感官就会无限放大，自己的呼吸声、心跳声，甚至有时是大脑运转发出的嗒嗒声，都会混在秒针不停地嘈杂嘶喊中。**

那时候，多绝望啊。

多希望有一个人能告诉我，该怎么办。该怎么控制那个失控的自己，该怎么停住那些在公共场所止不住往下坠的眼泪，该怎么度过时间充满恶意从我面前缓缓流过的黑夜。

幸运的是，我妈妈对我多有包容，我还遇到了一个温柔的"前辈"。她在得知我的情况后，开始和我分享属于她的故事，让我知道我不是一个人，也让我知道了，原来我是"正常"的。

想来其实我们相处的时间并不算长，但是却足以令我铭记，铭记她的温柔而坚定，就这么轻轻地替我拨开了那时头上笼罩的深深阴霾。

二、歇斯底里

或许每个人心里都曾有过一只困兽。我的那个时期，只是心里的困兽苏醒了，不甘受困了，于是开始横冲直撞，蓄意反抗，但是心底的牢笼又被建得太过坚固，于是只得撞得头破血流，却永不回头。

我和我心底的那只困兽是一样的。

那时候，我有好多的愤怒，那种全部都是冲向自己的愤怒。我好恨我自己。这么不堪的自己为什么要活在这个世界上，自己怎么这么没用，就这么被疾病按头暴打却没有一点反抗之力。于是我开始对自己充满戾气，铆足全力再暴打一顿那个没用的自己。

于是我开始偶尔失控，难受时暴力地对待自己，撞墙、借助工具勒自己脖子直至窒息前最后一秒、割开皮肉感受温热的血液奔涌而出、水下憋气直至大口呛水……我无法接受这个充满罪恶的自己，只得想尽办法折磨自己，惩罚自己。

偶尔，当对内的攻击无法满足我的情况下，失控时我只得通过破坏摧毁其他无生命的物体来发泄内心的愤怒，然后再痛苦自责到失声痛哭，以此嘶声呐喊。

但那时候真好，那时候只是一腔的愤怒，却从未觉得自己罪已致死。

当时没有想过轻生，甚至自残都是为了发泄内心的愤怒。**我觉得抑郁的内核，不是悲伤，是愤怒，是对无能的自己的愤怒。**

三、伪装

我花了两年的时间，慢慢学会了伪装。不是说别人终于觉得我是一个乐观的人了，而是，即便别人能感受到我抑郁的磁场，也再也看不到我失控的一面了。

随之而来的，是我腐烂了，生命由内而外地腐烂了，整个人就是一泡被好皮囊包裹着的恶臭脓液。至此，我失去了我的生命力。我不再反抗，不再愤怒到歇斯底里，我学会了控制自己的流泪和悲伤绝望，我只是，不想继续活下去了。

在人前伪装，控制保持正常，通常会花费我好大的能量。尤其是在前一晚几乎没有睡眠的疲惫一天里。

到了能够一个人待着的时候，我才能卸下一切伪装。每当这个时候，我的内心都会想起恶魔的靡靡低语：去杀死自己吧、去解脱吧、跳下去吧、再割深一点吧、再用力一点吧、不要放手了吧。自残是为了洗清罪恶，就像是看着割伤的泛白的皮肉下流淌出的温热血液慢慢离开自己的身体，就像是把伤口下的恶臭发炎的脓液挤出伤口，这是在疗伤。

而更进一步地自毁，是想放弃挣扎了，**是在奋力活和轻松死之间反复尝试。**

至于自毁，说不清是寻求解脱，是绝望放弃还是单纯的一心求死，或者说内心深处的恶魔在诱惑。唯一明确的是，自毁的时候，我只是想死，就像我大多数时候还是努力地想活一样。

这个阶段，无声的流泪，可能是最温和也最常见的卸下伪装的表现了吧。

毕竟，时刻警惕控制内心的恶魔靡靡之音，真的很累。

四、麻木

痛到一定的程度，好像就麻木了。

之前一心求生、一心求死的人，会突然感觉不到痛，既不求生也不求死了。

不像是腿被压麻的那种麻木感，而是失去所有感官的那种麻木感。

就像是初中生物实验中被罩进了一个玻璃罩子燃烧的那根蜡烛，用力地燃烧了一段时间后，就熄灭了。**而我就是那根蜡烛，被抑郁的玻璃罩了起来，之前的奋力挣扎，消耗了我所有的生命力，到了这个阶段，我的生命力燃尽熄灭了。**

从前，会哭，会痛，会愤怒，会悲伤。

而现在，只剩下了麻木。像是一个终于被自己掏空的空心娃娃。

偶尔，眼睛会发涩，那是内心深处偶感疼痛悲伤，是想要流泪的生理反应。然后，眼睛更加涩到发痛，甚至追赶上心里的疼痛。那是由于泪腺消失，情绪堵塞至眼眶引起的干涩疼痛。

这个时候，会变得无欲、无求、无力。活不好，也死不了。

但是偶尔也会因麻木而慌张、而自残，想要通过疼痛唤醒神经，来感知自己还在活着。

因为不会哭了，血珠冒出来的瞬间和痛哭出来的瞬间一样，是为了情绪得到宣泄。

这是为了压制轻生的意念，是为了活下去。

五、疼痛发作

反复试探性的疼痛往往更加令人恼火。

就在你以为自己就要好了，甚至偶尔能感受到美好的情绪了，好像一切都要达到"好"的峰值了时，你会突然跌入谷底：忽然控制不住轻生自毁的意念，让你一同经历比前四个阶段加起来总和还要满的痛，让你生不如死，也让你控制不住做出更疯狂的自伤行为。

我在抑郁的第四年下半年经历了这个阶段。清醒的时候，我会去看好多好多心理专业或者相关书籍以求自救；混沌发作之时，我自毁得疯狂而又可怕。

那天我坐在宿舍楼后黑暗的无人角落里，两个小时，抽了两包烟，打了近百个救助热线，期间接通了一个。

我努力克制和放轻松地问候后，一个中年女人以"少年不知愁滋味，为赋新愁强说愁"的口吻和我单方面输出了两分钟，被我沉默地中断了通话。接着，更加绝望又不死心地继续拨打各个始终处于占线中的不同求助号。22时54分，寝室门禁前六分钟，电话终于被接通，但只传来了对方的一个"喂"，就被我挂了电话。

我不清楚我当时怎么想的，是怕遇到说"小孩子睡一觉就没那么多事了"的大人？还是因为六分钟说不完我的痛苦？还是我只是单纯地想要打通那个电话，以确定自己不是被放弃了的人？

我不确定。我只知道，熬过那一天后，我又活到了现在。

只是，我今天好像突然想明白了，"长期不语者终失其声"。**这么多年了，从十四岁到现在二十岁，最美好的花样年华，全部由它与我共同度过**，而在学会伪装后，**即便再痛，我也始终不吭一声，至那一刻，我已失去诉说痛苦的声音。**

但还好，无论出于什么原因，我熬过了那段疼痛。

六、习惯共处

生来平庸，难免失望无力。六年多了，我还没走出抑郁。

我也开始成了三四个身边的刚生病的小朋友的入门导师，以过来人的身份传授她们一些经验。更多的是，我会轻轻告诉她们：

"按道理说，我应该要以一个过来人的身份安慰或者鼓励一下你的。但是我想了又想，我发现我好像说不出一句合适的话，甚至我觉得你需的可能也不是这些。我觉得我唯一能做的，应该是告诉你——**你永远不孤单，我永远都在，和你一起，和你一样。**"

安慰的话，太过轻易也太过沉重，尚且还在抑郁的泥潭里挣扎的我又有什么资格告诉她们应该怎么摆脱。

与她们一起倾泻痛苦说不定能让她们感受到稍微好点，但我生来或者说这几年中沉默的伪装，让我做不成善于倾诉自我疼痛的人。**我只能努力让自己在不坠得更深的同时，尽力拉不慎跌入其间的人一把，再告诉她，她并不孤独，不必害怕。**

我想，历经漫长青春岁月，我和它已被相互"驯养"。就像是小王子和他的狐狸。

我们之间已经有了羁绊，无论过程有多崎岖、多坎坷。

我慢慢习惯了它现在多数时间的安静和偶尔狂躁时露出动物凶狠兽性，张开獠牙向我袭来。而我除了在它安静时与它平静共处外，也得在它发狂时展现出自己最疯狂的一面与之以命搏命，虽然结局往往只是我被它的突然袭击打到头破血流、溃不成军。

不过还好，幸运的是，我已学会与它在绝大多数时间里，和平共处。

回望过去我所经历的和纪录片里所表达的，似乎"我们"总是不被理解的，为什么我们总是不被理解？

我的答案可能会很简单。

这世间无人不苦，无人不痛。只是他人遇到的可能只是偶尔阵痛，而我们稍微更加不幸，遇到的是持久而绵长的痛苦。

每份"抑郁"背后隐藏的故事和过程都太过于沉重了，只有每个人知晓，自己疼痛到了何种地步。于是我相信，既然我已经都承受不住，自然不必苛求他人承受。"真正的理解"意味着共情，我也清楚地知道，我无法承受与分担另一个"我"的疼痛。我们能做到互相尊重，但做不到理解。

已深陷泥潭者不堪"理解"额外之重，未踏入泥潭者不懂"理解"本身其痛。

但总要相信，当阴影逼近，却更见星光。无论被理解与否，我们一路走来，路途好像越走越黑，但星光也越来越亮，直至我们也化身为黑暗中的一点亮光。

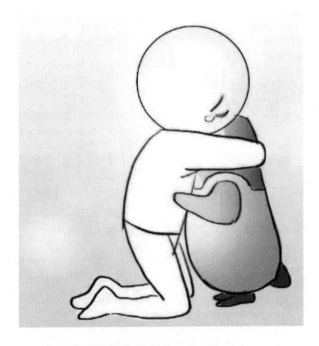

我们常常放过了别人，却不愿意放过自己

住院八十多天，我从假装快乐变成真正快乐

文 / 阿言（15 岁）

不对劲已久的开端

车马走得很慢，时针和分针一圈圈地纠缠着什么。而我望着行色匆匆的人们，在灯红酒绿的大千世界中的某个角落，崩溃地大口喘息着。

我试着在迷宫中寻找正确的路径，跌跌撞撞却又兜兜转转。**是多么的无奈，才会让人放弃所有，选择不顾一切地号啕。**

我俯身趴在桌上，头紧紧地埋在胳膊里，胳膊下面垫着我的日记本，日记本上写着我近一年的无力。

我的上眼皮死死地合住下眼皮，因为要把眼泪挤出来，任它晕染日记本上的字——我已经好久都没有哭过了，以至于忘记，忘记怎么流眼泪了，我哭不出来了。干涩的眼泪在我眼睛里打着圈却不出来。

"宝贝，你怎么了？"爷爷循声而来，我悄悄在衣服缝里瞥了他一眼，摇摇头，哭得更凶了。爷爷没有办法，他更急了，一边"哎哟""哎哟"叫着，一边拍拍我的背，陪着我以示安慰，急忙打电话叫我妈妈回家。

"选A"""选C""选B"……我一边叨叨，一边抹着鼻涕，擦着不存在的眼泪。

妈妈回家后，我把日记本给她看了，她越看脸色越差。还没有看完，我就看到有字模糊了，她长叹了一口气，在手机上翻找了抑郁症测试题给我做。

心里的兵荒马乱在我的脸上却藏得好好的。我面无表情，甚至是很坦然的接受了这个结果——重度抑郁和重度焦虑。

开始住院

2019年，待在阴沟里的第一年。

为了治病，我去了杭州的一家医院治疗。可怪我的任性胡闹，也怪病魔的纠缠萦绕，我的病只重未轻。仿佛看不到一点希望，阴沟中的我越陷越深。

2020年，困在阴沟里的第二年。

2020年9月28日，我被妈妈"骗"上了车，踏上了千里之外的求医寻药之路，在那里进行了为期八十多天的治疗。

治疗分为两个阶段，封闭式病房和康复病房。而我在第二天就入住了封闭式病房，之后的生活里我心底犹如万丈深渊，如同监狱一样的地方让我失去了自由，使我窒息。

起初，我不相信是妈妈让医生骗我的。当得知她真的丢下我走掉后，我失声痛哭。

我不懂妈妈为什么会"背叛"我，难道这就是她所谓的"以更好的方式"爱我吗？我得不到答案。

迷茫的我像无头苍蝇一样去闹、去寻找，于是他们就采取了极端的方式——将我约束起来打镇定剂。

于是我见到了第二天的太阳——虽然是在安全窗内看见的。好暖和啊，可是它不属于我，就像我不属于这个地方一样。

不行，我要逃。我要逃出这个地方！

奔向他们，奔向了我的希望

话虽这么说，但是我的状态却一天比一天好。因为我知道如果不配合治疗，就会离出院的日子越来越远，离家人越来越远。所以我每天都在比前一天调整更好的心态：每天对我的主治医生撒娇，让她所见之处皆为我的笑脸，所闻之处皆是我的笑声；每次教授查房，我都冲刺在第一名想让他记住我的名字，记住他还有一个"小迷妹"；每天晚上仅仅两个小时发手机的时间全花在给家人打电话报平安上，让他们笑逐颜开。

看到他们开心，我就好开心。

我发现，装着开心，装着装着，开心蔓延到心窝子里，开心渗透到整个人里，开心能够帮助到更多人，让世界充满我的味道，我真的开心起来啦。

第四十二天的时候，我成功见到了我的妈妈，并和她玩了一整天，顺利转到了康复病房。

"妈妈，我们就待四十天，然后就回家，好吗？"我问妈妈。当时的我表现很好，在康复病房很招人喜欢。

"好呀。"她揉了揉我的发顶。

于是四十天一到，我们就坐上高铁回家。回到家已是晚上七点，黑夜笼盖着大地。朦胧中，我看见爷爷奶奶带着妹妹在门口等着我们。那一刻，我热泪盈眶，奔向他们，奔向了我的希望。

待在阴沟里的第三年

2021年，活在阴沟里的第三年，我看见了希望。

生活在低谷，也要记得仰望星空。星星是那么的美，所以啊，年少的你要像星星一样发光。**如果你正行走在黑暗的小路上，白布蒙着你的眼睛，请你相信，前方黑暗的尽头有光在等你。**

经过八十天的治疗，我也不知道是药物还是自己的原因，我的心态变好了很多。**我觉得"我们"都是正常人，只是比旁人想得多了些，思维比别人稍稍活跃了些。**

抑郁症它像一条黑狗一样咬住我们不放，那我们为何不考虑试着和"狗狗"做朋友呢？我们可以试着去接纳它，了解它，甚至去感谢它，是它带给了其他人无法体会的一切，带给了一些其他人体会不了的人生。这样的人生只要我不画上句号，故事就永远不会结束。

我们心思敏锐，多愁善感，懂得了解别人的感受，这难道不比只顾自己的人强多了吗？

有一天，大家能否放下对抑郁症的偏见，好好地了解这个群体；而抑郁症群体也不把自己的伤痕强行附加给别人。

人类的感情是相互的。

最后，我想说：现在还在黑暗中的你，别放弃，我们一起跑下去，好吗？

保持热爱，奔赴下一场山海。

作者：阿言

15岁的中学生，家住安徽省宣城市。爱好钢琴吉他和写作。喜欢在一个温暖的午后写作，阳光挪一寸我挪一寸。虽然2019年被诊断为重度抑郁和重度焦虑，2020年被诊断为双相情感障碍，但还是认为万事皆可期的阿言！

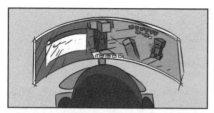

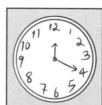

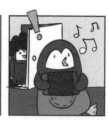

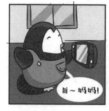

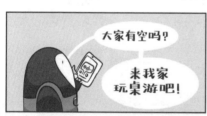

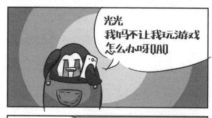

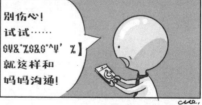

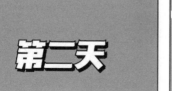

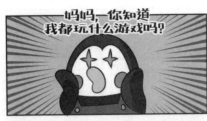

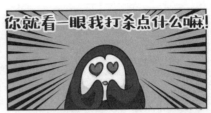

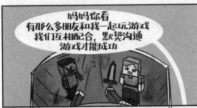

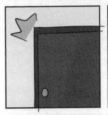

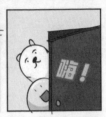

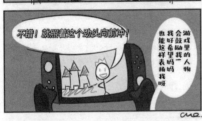

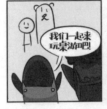

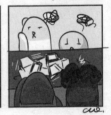

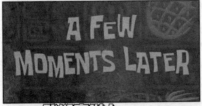

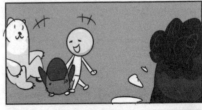

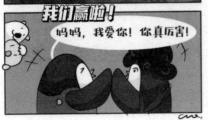

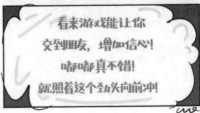

看病遇到好的医生，我真的很幸运

文 / 寒夏（22岁）

几经辗转治疗后，我终于决定，去精神卫生中心看病。

说起精神卫生中心，我心里还是害怕的，说好听点叫精神卫生中心，说难听点那就是精神病院，相信大多数人和我一样都觉得像影视剧的疯人院吧，害怕去了精神卫生中心就带上了大众认为的"精神病"的标签，害怕的事情太多了。

医生都好耐心好温柔，我之前做过检查，没打算开药，医生强烈要求要告知家属，我拒绝了，医生便自己给病历本上父母一栏的号码拨电话，但号码其实都是我自己的，我实在不想让爸妈陪我看病。

另一次去医院，因为没有家属陪同，医生和我聊了半个多小时，一直和我说我还这么小、还年轻，会有更好的未来，这耗费了医生好长时间，但医生连挂号费都没有收，也没有做检查。

算了，换一家医院试试吧，可是去哪里呢？对我而言，做选择的难度可与好好活着相提并论了，真希望有个人可以帮我解决这些问题，可惜我还是只能一个人去面对这些我并不能处理好的乱七八糟的事情。

最终医生还是找到了我父母，于是我和父母一起去了。

二

和父母去医院看病是一件让我难为情的事。一进医院，工作人员说，今天只有值班医生在的时候，我爸说了一句："你没预约医生吗？"工作人员尴尬地说了一句：值班医生也是医院的医生，没什么区别的。我也很尴尬，直接叫我爸别问了。

工作人员带我们到展示墙指着其中一张照片说：这就是今天的值班医生，她人不错的，差不多九点多就到。谢过了工作人员，便在大厅候诊区等待了。等待的过程中，听我妈的喋喋不休，从医生的长相到气质进行点评，我很反感这种行为，还没见到医生就开始议论了，没办法，要求家属陪同。妈妈又说：如果心理咨询有效果的话，能不吃药就不吃药了。我已经不想再向她解释了，话说得太多，就没必要了。

等到值班医生到了，刚刚的工作人员提醒了我，医生也叫我过去："小妹，来，过来。"感觉很亲切。又遇到刚刚的工作人员时，她还和我说："这医生人品不错，态度也很好，有很多都是今天预约过来的。"

见到医生的那一刻，我觉得她没有其他科医生的严肃和疏离感，反而是多了一丝亲切感。

在医生问到职业时，我回答："人事。"看医生一脸迷惑，"人力资源"，我补了一句。我爸在一旁说："说得这么高级。"我心里本就因为刚才议论医生的事情烦躁了，再听到这句话，我直接说："爸，你先出去吧。"这句话医生听到了，我有点尴尬，医生问我是不是想让家属先出去啊，我说"是的"。于是诊室里就剩下我和医生了，我自在多了。

医生问的问题和流程我已经忘得七七八八了，大致是和医生讲了我从 2014 年开始失眠到近期的睡眠情况，从家庭环境、成长过程到生活所迫独立起来，从抑郁的导火索到生活压力，包括我的自伤行为以及并没有几个人知道的轻生行为，全部毫无保留地和医生说了，最终初步诊断：抑郁症。对这个诊断结果，我并不意外。我又拜托医生，把该和父母说的话都和父母说，我自己是没法说服他们了。

医生问及我抑郁的源头是因为他们不让我读大学这件事，是否可以告诉父母？我说："算了，都过去那么久了，现在追究什么都没用了，与其让所有人一起痛苦不如让我一个人承受。"**医生说："你都这么大了，有些事情，你无需一个人承受，也不要一个人承受。"**唉，可是有时候就是得有个人来承受这些。

医生又问我，可以和我父母说我轻生过吗，我也拒绝了，不想让他们知道，医生表示，这个问题说不说，她来把握。只能这样了，看来医生会对他们说的，这也不难理解。期间医生说了很多夸我的话，可能这就是一个精神专科医生的固有"套路"吧，抑郁症患者本就会有自卑、自责、无用感。

三

之后，开了很多检查单、化验单，因为是周日，所以只能在周一过来做检查了。我去缴费的同时，医生和我父母谈话，我不知道他们都谈了些什么，聊了许久，他们的情绪似乎挺激动的，出了诊室，在门边，医生在我们三人面前说：其实你父母也不错的，你要接受他们，好吗？见我没回复，又反复问了几遍，我只能无奈地点了点头，并且翻了翻白眼。

从诊室出来后，爸妈没有再说我什么，也没唠叨别的，很反常，感觉医生把该说的都说了，他们似乎也接受了并在改变（但愿如此）。此刻，我在他们面前仿佛是赤裸的。

第二天早上再去医院补检，路上无聊地刷着手机，偶然看到了一段视频，字幕写着："**我知道，你想要的自由，我所能做的最大程度的理解，就是放纵你去追寻你想要的自由。可是，当你纵身一跃时，我还是忍不住，想要去拉你的手。**"听到这段文案时，有点想哭，在长期的抑郁中，我也好想离开。时隔两年多，我依旧记得这一天的感受。

一个人做完了所有的检查，等报告的过程中，一直看封闭病区的护士对病人的态度，就好像在照顾小孩子一样，耐心亲切。取完报告便去找医生了，这才知道，我已经是重度抑郁状态了。由于之前也开过药，吃了后胖了20多斤，我就很排斥抗抑郁药，医生劝我吃药，最后同意了，前提是：不能开吃了会胖的药，胖了就停药。

转眼间，距离第一次去精神卫生中心已经过去快三年了，我又换了医生，不是因为之前医生不好，医生一直对我很好，相处也很融洽，现在在门诊遇到也会问问我的近况。换医生的原因很简单：只是为了换一个父母联系不上的医生，我不喜欢父母知道我的任何事情和过问我的事情。

和抑郁的抗争漫长且艰辛，医生是一个重要的存在，遇到合适的医生很重要。首诊遇到一个态度很好的医生很重要，很幸运我第一次就诊就遇到了，顺顺利利地吃了一段时间的药。

三年后的今天，我还在这个医院看病，还在吃药，情绪起起落落的，在一些特殊的时间点（比如高考前后，我至今难以释怀他们不让我上大学的事）依然很不好过，一些应激源还是会让我陷进去，这是心里过不去的坎吧。

好在，高考季过去了，近期也找到了合适的药，结束了我两年多的"试药"阶段。中间有好几次想放弃，医生都劝我坚持。

现在，一切都挺好的。特别感谢医生在我n+1次想放弃时，她都没有放弃我，一次一次鼓励我坚持下去。

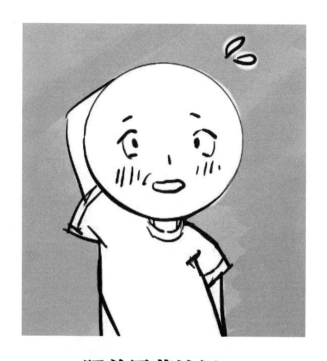

隔着屏幕认识，
隔着屏幕投入，隔着屏幕分手，
失恋时才发现分手了却连手都没牵过

确诊三年来，我在积极生活与躺平间拉扯

文 / 金子

抑郁症的感觉——好困……什么都不想做……仿佛是一种常态，那种丧失一切的感觉如潮水般袭来的时候，我渐渐地学会与它和平相处，不去奋力抵抗，不去假装积极地掩饰，在耳鸣和头脑的轰鸣声中缩在被窝里，闭上眼，睡不着，只是什么也不做……

一

我确诊抑郁已经快三年了。

回想起三年前，每晚都在没缘由地流泪和失眠中度过，挣扎着开车去精神医院看医生，在测试、检查过后确诊了中度抑郁，回程的路上我一边开车一边放声大哭。

那一刻，仿佛是一种解脱，也是一个牢笼，那一刻突然有些庆幸，确诊抑郁症成了我脱罪的出口。我的多疑、沮丧、哭泣、忧伤，一切都有了缘由。

已经快三十岁了，曾经幸福的婚姻仿佛成了一个无尽的深渊，那时的我不但折磨着自己，还把情绪传递给了其他人。

家人们对我的病并不是太了解，大多数人还是觉得是患者自己

矫揉造作，不够积极，不够坚强，这成了康复旅程上屡次压垮我的最后一根稻草。

他们还不喜欢我吃药，劝我停药，结果停药后不久复发，开始自残，再次就医换药，再次私自停药；三次复发时，吃了80片安眠药洗胃，又过几天后，毫不犹豫地跳下六楼，也许我终身都不能离开药物了。原来死亡并不可怕，甚至是模糊的，比死亡更可怕的是明天。

我始终不敢回想起那个瞬间的疼痛感：腰椎断了三节，右脚根骨粉碎性骨折，左脚根骨轻微骨折。但最可怕、最疼的是，没死成。在医院治疗的时候，手术后麻药散去，拆线、清创，伤口愈合不好，不打麻药缝针，每一次每一刻都让你清醒着回味赴死时那一瞬间的疼痛和折磨。死亡不疼，一闭眼就过去了，就像睡着了一样，死不成才疼，每一刻都疼。

直到现在，偶尔我也喜欢用手摸摸皮肉里的钢钉，仿佛在享受着生活的同时，也去提醒着自己一切的来之不易。

那段时间，我对象一直在照顾我，我很感谢他，然而婚姻还是走到了终点。在民政局办理手续时前面有两对在领结婚证，很讽刺，不知该羡慕，还是同情，回忆那种欣喜，曾经自己也被包裹其中。

我极力控制自己，要平静、温和。民政局的工作人员说：你们这一对和其他人不一样，没那么多矛盾和愤怒。其实只有自己知道只是习惯了粉饰太平而已。原来离婚协议民政局有模板，原来离婚证不是绿色的，原来只是金色的字换成了银色的，原来结婚证不会被回收，而是印上作废的印章再重新发还给双方。

只是双人合照变成了2寸的单人照。

二

还是不要折磨自己为好。可生活的意义呢，生命的厚度呢？总是在安之若素和无尽纠结中拉扯。

曾经的我在父亲的成功学教育下脆弱地生活，其实直到现在我也怀疑我生病的原因。也许是童年寄宿生活中情感的缺失，也许是十四岁遭遇性骚扰，也许是十八岁懵懂恋爱最后引产，也许是婚后两次怀孕失败，我不知道，生活为什么一次次来打击自己，就像初中清晨小巷里遇到的那个暴露狂一样，会突然间打开自己的长款破皮衣露出一丝不挂的身体，在你最毫无防备的时候给予惊悚一击。

记得有一次在医院等候就诊，看到一个年轻时考研失败导致精神异常的女子，大概三四十岁，不停抖动着的右手，她是因为喜欢我的手机所以坐在旁边的座位上与我交谈。陪她来的是她的母亲，头发灰白，正宗的奶奶灰。

虽然已经时隔数年，可我至今还是时不时总会想起那幅画面，尤其是考研报名、出分、录取上热搜的时候。希望不要再出现那些精神崩溃的人，大不了不考了。

到今天，我也不能说自己已经好了，一瘸一拐的我也让家人更直观地看到抑郁症给我造成的后果，毕竟比起精神上的疾病，身体上的疾病更能让人同情。

还是经常会被羞耻感包围，还是会觉得自己是负担和累赘，还是会觉得无力和无用，还是有时会觉得头脑充血只想疯狂地拿笔乱划，还是会沮丧到在阳光明媚的窗户下无所事事地躺平。

三

确诊抑郁两年后，也就是大约一年前，我被改诊为双相，它们有什么区别我自己也搞不清，只是吃药会感觉好一点，能拥有夜晚几个小时的睡眠，这样就够了。

依然会感觉大脑迟钝，表达能力也不流畅，但是还是要好好吃饭，想吃什么就吃什么。于是我胖了二十多斤，减肥就好了。消费能带来满足感，信用卡、花呗、借呗，到时候再想办法还就好了，车到山前必有路。我凭着死猪不怕开水烫的信念去面对生活。

有一次医生安慰我，病可以治好的，我说，我害怕会治好，医生疑惑地看着我，我继续说，有这个病仿佛就是一层保护壳，我可以肆无忌惮地享受家人的关心和照顾。医生说，你怕你病好了，他们就不那么关心你了，对吧。

是啊，病好了，如果我再情绪化，那不就只剩"作"了。所以才有今天，彻底放弃和积极生活两端相互拉扯。

最后，写给自己，也写给你：

有病还是要去治的，别怕，你不是一个人。而且精神疾病就诊并不昂贵，三甲医院都设有心理科，也有专门的三甲精神医院，挂号费在10~30元不等，药费也没那么贵，别觉得这种病会花销巨大，所以不去就诊。

那些苦苦纠结非常想得到却又得不到的，不要就好了，会轻松很多。

要按时吃药，看喜欢的剧，做喜欢的事，或什么都不做，你还活着，你已经很棒了。

病不好没关系，可以吃药的，你也会好的。**管他什么病，只是生活的困难模式，是人生的一部分，幸运又不幸，你拿到了这个任务，去做就好了，只是生活中不同的风景而已。你是金子，总会发光。**

就写到这里吧。

第五篇

双面人生

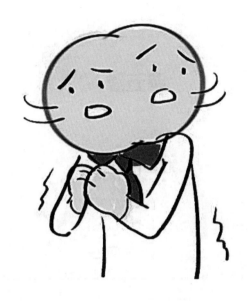

我的人生有两面，一面是间歇性
奋发图强，另一面是持续性堕落放纵

一个双相情感障碍女孩的四年

文／倾稚（18 岁）

2017年，即将准备人生第一场大考——"会考"，被同学第一次霸凌之后，我莫名地被压垮了。烦躁、焦虑、整夜无眠，一日一日涌出死亡的念头。一个月后，我第一次拼了命般地学习，家长老师甚至连我自己都没有想到，悄然放过了第一次治疗的时间，后来知道那叫双相情感障碍。

2018年，中考前的一模过后，又一股奇怪的力量压垮了我，这次似乎比上次的力量更为强大。我整日以泪洗面，不吃不喝，全身僵硬，死亡的想法愈发强烈，许多次被妈妈从窗台上抱下，我甚至以为我会在哪一个不经意间悄然离去。可谁也没有去在意"它"，没有去关心它，它似乎和来时一样，又悄悄地离开了。

2019年，因为身体原因，我不得不办理走读，以此为借口，我被宿舍里剩下七个人孤立、指手画脚，被围在墙角指指点点，与网上的视频相比就差动手打人了。我挣扎过，没人认真当回事过，对这个世界的积怨又加深一层。

2020年，因为疾病的改变，我走进了心理门诊，迷茫加无知，但又渴望救赎！我再一次被同学霸凌，面对各种表情包、各种P

图，我累了，我不再去做无谓的挣扎，我对这个世界没有爱了……我想离开这个世界……

回望过去四年，时光流逝，从挣扎到了躺平到最后"奋起反抗"，是人生之历练，是生命之成长。

未来茫茫，谁能料到路在何方

初二，老师进行了一次彻底的班级大调位，很"幸运"，我和一位成绩略比我优异的同学在一起。

我以为我的成绩也会飞增，谁知不久后，同桌一次又一次冒出恶劣的语言，行为上也越来越过分：她没有书，我需要让给她；我们甚至会因为一些矛盾，在课堂上大打出手。

我哭了，我找到了我的老师，老师告诉我，"她会给你成绩带来提升"，并拒绝调位。泪水忍住，自己憋住，笑容慢慢消失了，我第一次动了自残的想法……

一段时间后，妈妈发现了我的异常。第一次，我接触到了一个新的职业，心理咨询师，但并没有系统的治疗，忍着痛，熬完了学期的最后一段黑暗。

谁在我最需要的时候，轻轻拍着我的肩膀

她，是我初中的生物老师，有着几十年教龄的她，被我们亲切的类比为"妈妈"，早六晚七的初中生活，我们亲切的"妈妈"无时无刻不陪伴在我们的身旁。

第二次成绩的陡然下降，哭，闹，厌学，我不知道我的未来在何方，我独自漫步在校园里，泪水不争气地一次一次流下。

"倾稚，你怎么了？"她从后面轻轻拍着我的肩膀，我转回身去，抱着她痛哭，她抱着我，"不哭了，乖。你已经尽力了，我们

会有好结果的"。哭着的我，迷迷糊糊地点头了。

她抱着我，时间仿佛静止了，那一刻，整个世界，只有我们两个，一个哭着，一个静静地搂着……

谁在我最需要的时候轻轻拍着我肩膀，日子那么长，你在我身旁，感谢你见证我成长！

网课背后的风浪，一线孩子的忧伤

时至今日，我一直喜欢用这样一句话描述我的经历：**妈妈在抗疫，而我在"抗抑"。**

是的，妈妈是我们这里的一线医护人员，在2020年的疫情期间，妈妈全程奔波在她自己的三点一线，我和爸爸在家。

那是父女关系最紧张的时候，同学们的过度嬉笑也接踵而至，修图、恶搞，通通朝我袭来，我不知道我还该如何求助，关系好的同学劝我大度，不要和他们计较。

普通的玩笑我能忍，但是过分的玩笑我做不到漠视不管，我在群聊里和他们两位怼了起来，后来的后来……是的，我崩溃了，深夜里，漆黑一片，我自己在房间里哭了一夜……

后来，多少个日夜我睡不着了，我精神没了，我颓废了，我感觉这个世界容不下我了，等妈妈回来，她的女孩已经变成了"木头人"。

我们抱头痛哭，后来，我就诊了，并确诊了双相情感障碍。

哪怕会受伤，哪怕有风浪
风雨之后才有迷人的芬芳

最后，女孩归来了，她改变了她曾经的选择，带着希望，她走进了那个崭新的教室。

面对着崭新的面孔，她笑了，她重生了，生活并没有给她一条绝路，好的生活也在向她招手，一切都会好起来的！

风雨之后见彩虹，是故天将降大任于斯人也，必先苦其心志，劳其筋骨，饿其体肤，空乏其身，行拂乱其所为，所以动心忍性，曾益其所不能。

上天赋予我们不同的生命经历，这是一段我一直感谢的经历，我们的成长与蜕变是众多"平庸之人"所无法触及的！

笑容在脸上，和你一样，大声唱，为自己鼓掌！

我们都一样，一样的坚强，一样的青春焕发金黄色的光芒！！！

作者：倾稚

18岁，来自山东青岛

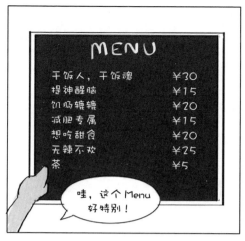

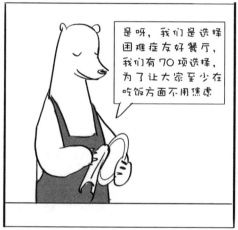

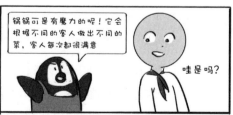

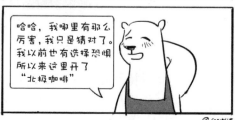

此心光明：我如何走出双相情感障碍

文 / 谢竹生（18 岁）

此心光明，亦复何言！

——王守仁（明）

一、金簪雪里埋

我出生在北方一个四线小城市，落后的燃煤工业使整个天空都灰蒙蒙的。

印象里家人总是把我放在中间，逗得我咯咯笑，表哥表姐也很喜欢跟我玩，我们不是大富大贵之家，但高高的炕台和空空的庭院，还是让我玩得不亦乐乎。小时候也从来不会在意温饱，我想吃的东西妈妈都会给我买，在条件允许的范围内她很疼我。

两三年后，妈妈辞了工作，专心在家照顾我，从幼儿园到小学一直亲自接送，文艺汇演也绝不缺席。她对学业的要求也很严格，放学回来要学习，但当时我乐在其中，做题只是我和妈妈的一种游戏。

小学时父亲一直缺席，他忙于工作回家很晚，一天的劳累使他脸色阴沉，妈妈给他做饭也爱搭不理。母亲质问他这是什么情绪，父亲一下怼了回去。

当时我在写作业，母亲拿着纸巾安静地在我旁边哭泣，我被吓到，一滴眼泪"啪嗒"掉在作业本上，母亲发现了："哭什么哭？"她给我擦擦眼角。

我紧闭着嘴唇不敢说话，她紧紧抱住我："跟你没关系。"

她吸吸鼻子，脸上花花的："你只管好好学，学好了才有出息。"

我使劲点点头，擦擦鼻涕泡，我要有出息，这样才能给妈妈撑腰。

之后我成绩一直不错，老师也很喜欢常常拿我做榜样给其他同学看，亲戚面前也总是被夸耀的对象，我没有收到过老师的一句重话。

周围人的肯定让我越发觉得我是个有天赋的孩子，同时母亲对我的要求也愈发严格，平常的分数已经得不到她的夸奖。

她也不放心我一个人出门，在同学过生日也是坚决自己把我送去而不和同学一起坐公交，特殊的对待让我在同学面前有些抬不起头，生怕他们说我是个骄傲的小公主。

而在父亲眼里，我显然是公主。母亲缺失的关注度他全部给了我。为了一次舞蹈表演，他花两个月的工资买了一台数码相机。而且小时候无论我多无理取闹，他都从没打过我，甚至一次我发脾气打他的腰，他疼了两三天，却没说一句重话。

母亲在他那里只能得到吹毛求疵的对待。而每当她因为冷遇而哭泣时，**我总会觉得这是我的错，是我的出生夺走了母亲应该得到的关爱。**

所以为了让她开心，我更加努力地学习，然而小小年纪戴上了眼镜，**母亲开始焦虑，我也觉得这是我的错，却无法让自己从电脑和书本中走出来。**

母亲对我的安全也很紧张，让我看了很多交通事故的视频，试图警醒我，这使我不敢独自外出，走在街上总觉得车辆会猛地冲撞过来，又或者坏人会把我绑架杀害。

有一次我犯错后，她生气，把我撂在门外，我第一次感到了深深的恐惧。我不能失去妈妈，如果我被抛弃，我在这个危险世界上怎么生存？

一直以来我是内向的，从不敢跟别人主动接触，去小卖部也不敢独自前往，因为我觉得世界很危险。但我又羡慕那些早早独立的同学，他们就可以自己骑车子上下学，丝毫不惧想象中的车祸，他们是洒脱惬意的，但也是罪恶的，他们竟然不对自己的生命负责！

这种渴望逐渐压抑成了自卑，又因为旁人在学习上的夸奖而变得自负。

母亲这时也发现我害羞，于是锻炼让我自己上下学，自己出去玩，但根深蒂固的自卑感，就让我找到了其他自卑的地方：他们多才多艺，我只能学习。

这种矛盾在小升初时达到了顶峰，当时最好的学校迟迟没有给我们打来录取电话，母亲很泄气，但过了一会儿，电话打来我被录取了。

当时我没有丝毫兴奋，甚至觉得理所应当。

我如此优秀，怎么会落榜？

二、十年一梦

青春期和名校都给了我莫大的压力，同时脸上也开始冒痘痘。我起初并不在意，母亲却如临大敌，她不喜欢医院，所以没有开药，只是让我多喝水。

每次回家，她便是一脸嫌恶的表情让我烦不胜烦，不愿跟她聊学校的事。当我鼓起勇气跟她说话时，她总是落脚到一个地方——

"看看你的脸！"。

我顿时就没了聊天的兴致，因为这件事我们经常吵，她很不理解："这是事实！"

是啊，事实。事实反而更伤人。别人那么漂亮，凭什么我是这个样子？我不想面对，所以愈发沉溺于网络和书本。

政治课上老师讲了青春痘，问大家时同学们齐声回答我的名字。老师虽然讲了一些"这不是我的错"之类的话，但还是在我心里扎下一根刺。

我没法不在意，但又找不到宣泄的出口，于是更加拼命学习来证明自己的价值。成绩越来越好，神经也越绷越紧，每次考试前都要大哭一场。母亲总是默默陪着我，拍着脊背为我顺气。考试结束她会给我看竹笋的故事：十年未发，一朝冲天。

她同时收集了很多零散的小故事帮我宽心，起初这些很有用，但渐渐地，这些鸡汤在我焦虑的大火面前只是杯水车薪。

哭——考试——哭——考试，就在这样的循环里度过了初中的前两年。初二学期末，我感到自己的状态达到巅峰，当时还在QQ空间发过一条"学习成了惯性真可怕"，并因为自己的努力而沾沾自喜。

在我粗浅的理解中，成功就是不停地前进，休息是一种罪过，这个世界憎恶休息。离开了学习后我发现无比空虚，于是更加奋力拼搏，在学习成绩中找到属于自己的成就感。

压力成瘾是件恐怖的事。为了完成任务，如飞蛾扑火不知疲倦地做一件又一件事，不给自己喘息的机会。而做事也不能全情投入，只想着完成这件事再去干另一件事，"完成"在我眼里比什么都重要，于是在所有事上浅尝辄止，焦虑更深。

在这种焦虑中，我逐渐变得敏感脆弱，别人说了一两句不顺心的话，就会难受很久。

初三前的暑假给了我休息的机会。当拿着期末的成绩给母亲时，她只点了点头："这有啥，只进步了一点。"

心中的火苗再次熄灭，暑假里把自己继续扔在网络和书本中找寻意义感。

初三开学要对自己有新的要求：全市第一。要命的是，心中越焦急，越是不想动，不动又反过来催自己。此时学校每天要体训，一天跑4千米，我的体力不支。因为没有达到我心中"完美"的期望，我逐渐逃离体育课。而我习惯性的夸奖也销声匿迹，老师不再会因为一点进步就奖励，而是逼得更紧，打骂更是家常便饭。我常因责骂而哭泣，尽管老师骂的并不是我，我仍习惯性地把罪责揽在自己身上。

直到一次老师布下任务，让每个人去问各科老师一个问题，生性害羞的我为了完成这个任务，豁出去问了3个老师，然而就在晚上检查时，我满心欢喜地说今天问了3个老师，她只是"嗯"一声：

"差4个，打4下。"

教棍从空中落下，火辣辣的感觉从手心传来，还没反应过来手心就一片嫩红。她高昂着头，神情里带着不容置疑："下一个。"

我被急匆匆地赶下讲台，我那天都不知道怎样回到座位的，只记得一种莫名的情绪在心里炸开，让我战栗不已……

凭什么？凭什么？我已经豁出去了，这么努力，凭什么得不到一句奖赏？

自此一面对老师，我就想到那时难受而又羞愧的情绪，便习惯性地逃避，开始有意识无意识地抗拒学习。

此时躯体症状出现，经常一觉睡到中午，醒来吃饭，再睡到晚上，吃完晚饭继续睡觉。

累，只感到铺天盖地的累，学校更是一刻都不想待，起初母亲只以为我需要休息，但这种情况持续了一周，她开始着急。

父亲也察觉到异样，放下工作来陪我，他们带我吃从前从不敢吃的昂贵比萨，还去看了好几场电影。然而当他们问我去不去上学时，我从未回答。

我想当然想，但恐惧慑住了我的心魄，支配着我的躯体。每当到达学校，身体会立刻紧绷，恐惧感穿过毛孔流经血液让心跳加速。

逃跑，只能逃跑。

十年里我没有学到任何处理压力的方法，只是习惯性地躲避。因为从没受过这种打骂，于是只能像一个脆弱的婴儿躲进妈妈怀里。

其间我和母亲大吵一架。我哭着问她：为什么？我做了这么多你就不能表扬我吗？我不值得吗？她眼里闪着泪光，不知道给出怎样的回答。

长达2个月的旷课让母亲意识到了问题的严重性，她哄着我出去玩儿，但当我兴高采烈坐上车时，发现目的地是一家精神医院。

当时我怒从心中来，从车里挣脱，死也不愿意踏进医院一步。我对她说："我可以来医院，但你要提前说。把我骗到这里来，你当我是病人啊？！"

小时候被关在门外被遗弃的恐惧感再度袭来，我本就岌岌可危的安全感顿时分崩离析：

"骗我，为什么要骗我？把我一个人扔下很有意思吗？"

母亲明显被吓到，只好答应我下次再来。

回家我跟她仔细说了这件事，我可以去医院，但我必须知情。被抛弃、被欺骗的感觉很难受。

母亲抱着我同意了。

当再次来到医院做完自测表后，得到了一个让我释然、却让母亲如临大敌的结果——重度抑郁。

三、 至暗时刻

这张抑郁的判决书让母亲不知所措，她不明白自己做错了什么。在医院开药时医生问我：

"你在焦虑什么？"

"我妈，我担心她。"我看看母亲，回答道。

母亲擦着眼角，说不出一句话。

医生显然没料到这个答案，她看着母亲，想让我和她单独聊聊。我拒绝了，我离不开她。医生开始对母亲有了感情色彩，她把一切都归罪在母亲身上，一举一动都在说你是个失败的妈妈。这让我丧失了对医生的信任，看了几次后就没有再复诊。回到家母亲也开始反思，有时聊起小时候的事，会突然问我："之前是不是对你太狠了？"

我不知道怎么回答。

之后就凑合着中考。母亲经常跟我说"别有压力""别担心""放轻松"，我虽然点着头，心里却还是抑制不住地想用这场考试证明自己。

然而在体测时全班几乎都是满分50，我只有34。外出时一个收分数记录卡的男人面带嘲讽："咋，34还很骄傲？"我愣在当场，突如其来的恶意让我心理防线顿时崩溃，跑到卫生间哭泣。

我不明白，我真的不明白，我很努力了，他们为什么还把责怪像刀一样插在我血淋淋的心口。

但我还是把他们做出这些行为的原因归结到自己身上：肯定是

我没有尽力，他们才会这样。

中考结束，成绩还可以。在自我麻痹中，我认为自己有能力适应高中生活。

然而现实给我重重一击。我依然非常想上学，但是这种想法给了我一种压力，让我越来越焦虑。在高中第一次考试中我考了年级前五，但之后几个月没有怎么学习，因为害怕面对退步的成绩干脆没去学校。

此时情绪跌入谷底。浑身没有力气，看电视也提不起兴趣，眼前像蒙了一块黑布，我产生了轻生的念头，它逐渐生根发芽，侵蚀心灵。

在无比难受下，我做了一个决定。

那天吃完饭我心里十分平静，可怕的平静，我走到自己房间锁上房门，在窗户前打电话一一告别，脸上甚至带着微笑。因为我知道一切都要结束了，没有糟糕的学习，没有旁人的压力，这是获得平静的唯一方式。

解脱，跳下去就会解脱。

"你先回去怎么样？"咨询师华老师在电话里说。

"不好……会难受。"

"现在是中午，你吃饭了吗？"

"吃了，"我咽了咽口水，"妈妈做的面。"

"好吃吗？"

我愣了一会儿，才回答："好吃，很好吃，是温热的。"

"那把门打开好吗？"

我浑身颤了一下，连忙摇头："不！不好，会难受。"

"你信我吗？"

"……信。"

"那就打开门吧，情绪会过去的。"

我努力咽了口唾沫。

我只是想躲开难受，并不想死亡。这时母亲找到钥匙，把我带出房间。几片劳拉西泮下肚，第二天的情绪完全转变，像是变了一个人。**我忽然明白，轻生冲动只是一时的，生的希望永远压过一切。我不想死，真的不想死。但是我找不到合适的方法去解决问题，轻生成了下下策。**

虽然危机就此解除，但好景不长，一次逛街时我突然冒出几个想法："我可以掌控世界！"

"我要把这里的东西都买下！"这个想法让我心里很不安。果然不久后在另一家医院确诊——双相情感障碍。

药物增加了丙戊酸钠和喹硫平，药物起效很慢。有一次起床明显感觉到周围的世界都变得不同，总觉得床下有人，窗外也有人看着我。

我顿时惊恐万分，母亲来叫我起床，我大叫着让她离开，也不敢喝水，唯恐她会害我。仿佛有无数只眼睛从缝隙中伸出死死盯着我，像是要把我带到人间炼狱。

好在这种状态没维持多久。几个小时清醒过后，我意识到这种状态很危险，于是想去住院。

我当初怎么也想不到，这是另一场噩梦的开始。

在医院我只是提出了一个合理的要求，想给我妈打电话，护士没有理我。我出言嘲讽她几句，她便将我当作发病状态：

"你什么意思？"护士紧张地看着我。

"这就是护士？都不听病人（的需求）。"我冷笑几声。

她如临大敌："你闭不闭嘴？"

这不是我的错，我为什么要闭嘴。她的态度像极了当时居高临下的老师，我被激怒了："不。"她也没有再废话，只是让我进到房间，不顾我的挣扎拿出绑带将我绑到床上。她力气很大，刹那间我的眼泪就下来了。

我做错了什么？凭什么还是这样对我？

之后我迅速办理了出院手续，从此我不再对医院抱任何希望。

四、 忽然见南山

从医院出来后，我不再有"被拯救"的心态。别人所给予的帮助都是在他们认知范围内的帮助，那个护士就认为将我绑住是最好的解决方法。

但这根本不是对"我"的解决方法，这只是对"精神病病人"粗暴的解决方式。

高三毕业后，我们组织了一场同学聚会，在母校再次看到了老师。当时我很紧张，害怕她说出的言语会对我造成二次伤害。

然后等见了面，她亲切地拍着我的肩膀："最近身体怎么样？"

我顿时愣住了，她以前从不会这样和蔼。

从学校回来我心里五味杂陈。因为这说明当时受到的伤害只存在于我的认知里。在她眼中，这种行为算不上伤害，只是一种鼓励学生的行为。

这种认知偏差导致我痛不欲生，而她则开开心心地继续教书育人。我开始思考，到底哪个是"真相"？当初的行为是"鼓励"还是"恶意"？

我逐渐理解，这世界上有许许多多认知、三观不同的人。他们都会用自己的方式来督促你，但这种方式不见得对你起效。在老师和一些同学眼中，这是对他们的督促。在我眼中，这是一种恶意中伤。

当母亲再次询问当初有没有对我做出令我伤心的事时，我坚定地摇了摇头。让我难受的不是她的言行，而是这些言行在我眼中的注解。

事情只是事情，"感受"赋予了一件事好与不好，我又因为"感受"不好而恐惧，根本不是因为事情本身有多可怕。

明白了这些，我大哭一场。事实上这些伤害远没有我想象中严重，只是在一遍遍反刍中被赋予"恐惧"的感受。我在这十几年里没有学到处理"感受"的方法，那就现在开始学，永远不晚。学不一定成功，但不学一定会跌入万丈深渊。

从冥想开始，我一点点让自己的焦虑降低。在面对事情时只关注事情本身，而不是被"感受"蒙蔽。很难，思维方式不是一下子就能改变的，但我不想放弃。因为只要我跨过这个坎，前面就是Brave new world（美丽新世界）。

刚开始一个月毫无成效，但是我想，就算这种方法毫无成效，也不会比现在更差。于是慢慢地，我学会了认知疗法，让自己在"反馈—练习"不断循环，强化正面感受。

我学会了接受情绪，不会大哭大闹与它为敌，而是平静地任由它来去。情绪不是真相，所以没必要跟它一较高下。

我学会了规律运动，不去在意运动的结果，而是在意一呼一吸之间，当下的感受。

我学会了控制饮食，不再放任自己在垃圾食品当中寻找满足。

我学会了写作，将自己的想法倾泻在文字里。

我学会了与人交流，透过表面看到他们真正希望的东西。有时吵架的目的是希望你好好学习，那你学习（目的）就好，不需要跟吵架（表面形式）较劲。

我学会了自爱。当一个人不自爱时，别人说什么都感觉是对他的一种侮辱。只有爱自己，才能爱他人，爱世界。

这条路还很长，但我学会了一点，那就是"学习"本身。无论多难的事，永远有最简单的方法，我能做的就是学习方法，然后坚持，坚持，再坚持。

因为我掌控不了其他事情。别人的看法、考试成绩、夸赞或诋毁，决定权都在别人手里。为什么要对自己无法决定的事而烦恼？

王阳明主张"心即理"，心正，万物便正。我能做的，只有正心，万物无法改变，那就改变看待万物的方式。忽然见南山，便是一种开悟状态。南山之美，从未消逝，只要你愿意，就能体会到震慑人心的美。

这就是我的故事。真实自有万钧之力，我把它如实讲述出来，不为别的，只是为了对自己做到绝对真诚。

也希望你能在我的故事中找到共鸣。我们不是孤独的，我们都在这条湍急的河流中奋力前行，渡人渡己，终究有上岸的一刻。

此心光明，亦复何言？

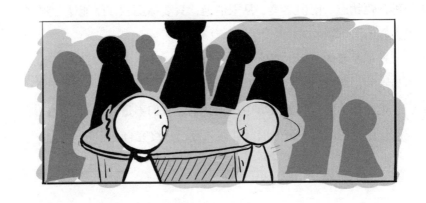

班级里第一名和第二名一般都是"敌人"，
最后两名基本上都是朋友

致双相情感障碍的一封信

文 / 苏妍

"双相"，我们是时候要说再见了

亲爱的"双相"小朋友：

你好，见字如面。

记得你每日每夜陪着我的时候还是去年的九月份，你真的是把我折腾得不轻，我记得那时你经常捉弄我，你会让我感到发抖、腿软、头疼等症状，让我感觉我活着好痛苦。

而且你还会让我时而兴奋，时而抑郁、心情低落，把我折腾得人不像人鬼不像鬼的，你还会让我听见一群人骂我，那些话简直让人不堪入耳。

还有你会让我看见黑猫，那只黑猫真的很可怕，它真的特别黑特别黑，它的那双眼睛就好像能瞪死你一样，它永远是坐着的，以胜利者的姿态坐着，你貌似永远都战胜不了它。它就像你一样。

最终没有办法，我去了当地的医院，想让医生帮我来打败你，可是我不知道你如此的强大，当地的所有医院都说建议我去北京，说在这里住院我可能要住很长时间，去北京的话可能不用这么久。

你知不知道听到这个消息的我眼泪掉下来，而且哭得不成样子。妈妈听了这个消息后默默流了将近一晚上的眼泪，我也是彻夜未眠。我们就此开启了求医之路。

在路上我感觉自己绝望到了极点，终于到了医院，医生说我的病情比较严重，需要住院，但是床位紧张，我当天没能住进去，我们只能失落地回家了。到家后我们仓促地准备了一些住院的必需品，又匆匆地赶往北京，住在了宾馆。

第二天一早，我们连饭都没有吃，就匆匆赶往了医院。我当时真的感觉不知道怎么了，难受得要死。爸爸妈妈吓坏了，赶忙把我送进了急诊室。到了急诊室我真的受不了了，情绪在那一刻终于爆发了！！！

我大声喊着我能不能不活了，活着太痛苦了，这一场自救战我真的打不了了，我太累了，生而为人，我真的很抱歉……说着我就要向墙冲过去，如果不是爸爸及时拦下了我，我现在可能已经……妈妈和急诊医生聊了一下我的病情，医生说马上安排我住院。

"双相"小朋友你知道吗？我被你折磨到住院的时候我真的很恨你，而且我第一次离开家，在没有父母的陪伴下到一个陌生的城市住院，我当时感觉我好像一具死尸，我拖着僵硬的身体走进了病房。

你知道吗？我很震惊，因为我到了病房，她们和我说的第一句话居然是"恭喜你来到了，人间地狱。"我当时只有无限的恐惧，我只想让妈妈快点来接我。

我在那里每一天都在想我的妈妈和爸爸，我甚至在梦里梦见我逃出了医院。为了早点让父母接我回家，我只能是装着自己一点事都没有。

其实医院并没有那么可怕，医生护士都很好相处，详细了解我的病情，制订治疗方案，根据我的情况及时调整用药，安慰我，在我病情稳定后允许我和妈妈视频，我配合医生每天按时吃药、按时吃饭、睡觉。

住院期间，我认识了许多新朋友，我们一起读书，一起看电视，一起笑，一起闹。我也想明白了很多的道理，比如爸爸妈妈是最爱我的人，是我生命中最重要的人，住院的时候妈妈每天给我写信，鼓励我，每当我读的时候，我都会哭得稀里哗啦。

爸爸每隔两三天就来看我一次，其实有时候他根本看不到我，只能给我送些零食，原来爸爸也很爱很爱我。吃着他们亲手给我剥的瓜子仁儿，看到他们给我带的生活用品上写的使用说明，我感觉他们是世界上最好的父母。

通过医生和家人的鼓励，我坚定了信心，坚信这次生病只是生活给我的一次小小的考验，我一定要早点把病治好，人生没有过不去的坎儿。

"双相"，我们是时候要说再见了，最后我想谢谢你，谢谢你让我去了北京，谢谢你让我认识了一群好朋友，谢谢你让我明白很多的道理……拥抱一下吧，毕竟我们相处了一年，愿你在这个世界上消失，回到家吧，不要再回来。

第六篇

长期不语，更愿意用文字来和这个世界交流

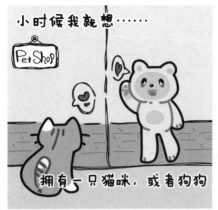

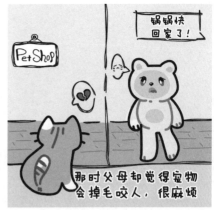

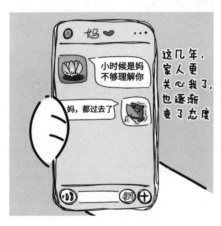

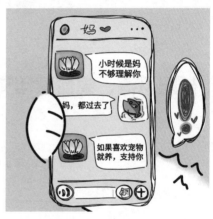

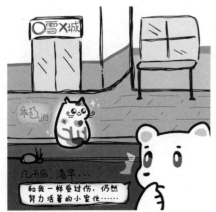

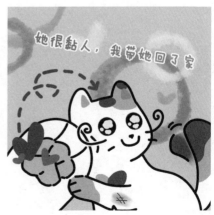

叶溪

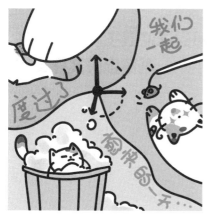

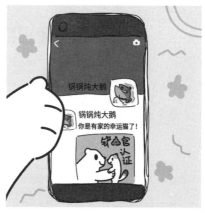

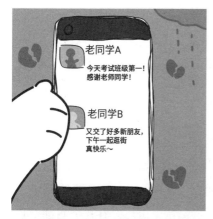

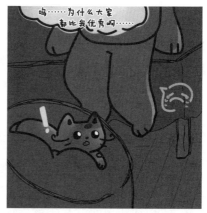

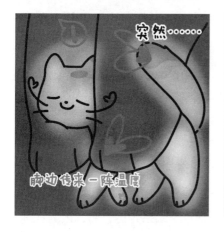

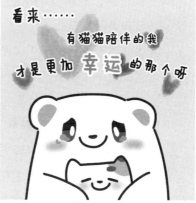

叶溪

写作是我爬出抑郁沼泽的救生绳，我无法不爱这朵文字之花

文／焱欢

我的文字之花也终于结出了甜美的果实，这就够了，至少，我留下了点痕迹。

一、确诊，服药

2018年7月，我确诊了中度抑郁症，伴随焦虑。

为了壮胆，我特意拉着两个朋友去了医院，挂了心理睡眠科，医生问了我几句话之后，就让我去做测试，恰巧，有几个测试是我在网上做过的，在医院的电脑上看见它们的时候，心态还有些微妙——又和老朋友见面了。

焦虑让我捏着鼠标的手微微颤抖着，每一个选项都是决定我将来的命运，是不是要服药？需要吃多长时间？我一直这么想着，做完了测试题之后，就拿着结果去找了医生。

因为在网上看了很多资料，所以我知道，中度抑郁是要服药的，最好和心理咨询一起双管齐下，这样才能痊愈。医生给我开了药之后，我就这么恍恍惚惚地在一楼西药房拿了药，还和朋友们一起去吃了顿饭，期间还头疼要怎么把这个结果告诉爸妈，因为在他

们看来，这和"神经病"差不多。

最后这个结果是通过表姐转述给我母亲的，因为我实在没有办法直接面对她，也没有办法想象她是用什么样的情绪来面对我，是责骂我，还是嫌弃我，还是哭着说家门不幸，出了我这么一个"神经病"？

当我怀着忐忑的心情走到家楼下的时候，意外地发现她在等我，她冷着一张脸和我说忘记带钥匙了，还朝我伸出手，把诊断书要了过去；我就像小时候犯了错一样，唯唯诺诺地把诊断书递了过去，时不时打量她的脸色。

她很快就接受了这个事实——是的，我的确是生病了，这是无论她怎么打骂都不会改变的事实，但我后来才知道，她只是表面上接受了这个事实而已。

就这样，我开始服药，**服药的副作用比起抑郁来说，都只是小菜一碟，我像终于得救的溺水者，上了岸大口大口地呼吸新鲜空气。**

二、重拾，搁置

光是服药还没办法驱赶抑郁、焦虑和无用感，我开始重新捡回自己的爱好——写作。

写作于我来说，是一个缓解无用感的安慰剂，尽管我服药的时候脑子是一团乱麻，再加上如同慢性疼痛一样陪伴着我的疲惫，我要花十天半个月的时间才能写成一篇小说。

也许是因为我太急切地想要证明自己的爱好也能挣到钱，所以挑选的都是稿费高、粉丝数多的公众号，更有甚者还有我以前喜欢看的小说杂志，胡乱地投稿，然后捂着胸口安慰自己，你已经很努力了。

毫无例外，投出去的文章全都被打了回来，对我来说，无疑是雪上加霜。

当然，屏幕对面的编辑不可能知道你是一个抑郁症患者，所有的辛酸和苦涩都只能由我自己咽下，然后再加把劲写出比之前更好的作品。

不料，爸妈开始联系自己的朋友为我找工作，在我第一次战战兢兢地拒绝之后，更多的工作机会蜂拥而至，他们对我说："你必须要融入这个社会，必须要工作，不工作在家是会变傻的。"

经过多次的拉锯之后，我终于明白，我们之间，只有单方面的命令和接受，没有交流，也没有理解。在这样的环境之下，我要怎么痊愈呢？

2019年8月，在我自己的强迫之下，我踏出了第一步，参加了第一份工作，由于忙碌和疲惫，写作就这样被我搁置了。

我就像没有感情的机器一样上下班，公司和家，两点一线地来回奔赴，甚至连吃药的时间都没有，很多时候，它们就这么待在茶几里，静静地看着我出门。

自己停药的后果，就是每一次发作都比之前要来得更加厉害，我始终感觉到自己的脖子被看不见的绳索捆绑着，我看着自己颤抖的手，还有手脚不停冒出来的冷汗，只觉得自己站在水里的一块石头上，一不注意就会被溺死。

某天，在回家的路上，我就这么刷着征稿的各类信息，陷入了各种负面情绪构成的漩涡之中：为什么我不能再腾出时间写作了？为什么我写得这么差？这样的自我诘问让我痛苦万分。

直到10月的某一天，韩国女星崔雪莉在家中自杀的新闻强势地在我面前刷了一波存在感。

我粗略地翻了翻那条微博底下的评论，深深地感觉到了冰冷的恶意，至今为止，依然有人认为抑郁症是因为个人的意志力不够坚强，矫情或者自私。

殊不知，抑郁症能让你感觉到被全世界放弃的痛苦，就像是你深陷泥沼之中，可岸上全都是偶然路过的陌生人，没有一个人向你伸出援手；也像在四周的黑暗里行走，面前的一束光在慢慢消失。

抑郁症患者在这两年慢慢变成一个躲避的标签，就好像一切的错误都能用这个标签遮掩过去。它成了新的保护伞，被保护的人们在这里得到喘息，开心地看着伞外的人们相互攻击。

它开始成为新的"财富密码"，某人只要抛出"抑郁症"这三个字，就能赚到很多钱，真正的患者都被羞耻、痛苦和恐惧捂住了嘴，小心翼翼地藏在人群之中。

我又决心开始写作，可惜那时候快到年底了，工作越来越忙，几乎连喘气的时间都没有，而且在爸妈看来，这份工作非常适合我，我不能说辞就辞，连他们的意见都不需要参考。

三、艰难孕育，文字之花

在这两年时间里，我们之间的较量只多不少，父母期望我成为一个"正常人"，像常人一样工作、谈恋爱、结婚生子，而我则期盼我能成为"我"，而不是依附他人的附属品。

我们之间的拉锯战持续了很长时间，母亲也问我，为什么我已经这么幸福了还会抑郁？

我张了张嘴，像那些在鱼缸里的金鱼一样，没有办法回答，也许人和人之间的喜怒哀乐确实是没有办法相通的，再者，我说了，他们就一定会欣然接受吗？

在这样的高压之下，我甚至连自己的声音都消失了，我没办法说出自己的想法，因为我害怕随之而来的谴责、谩骂和嘲讽。

"连自我都已经失去的人，是没有资格谈论未来的。"我这么想。

我走在她的前面，努力忍住即将流下来的眼泪，她在后面大声喊我的名字，我犹豫了一会儿，还是停下了脚步。虽然他们给予了我这么多痛苦、悲伤和恐惧，但我依然是爱他们的，他们也爱我。

后来，我赢了，2019年12月31日，我辞职了。

期盼已久的自由让我除去了工作套在脖子上的禁锢，得到了畅快的呼吸，我买了本子和笔，开始在纸上写作，既能静心，也可以抛弃如影随形的焦虑感。

林林总总写了好几篇，投出去之后无一例外都被退了回来，原因很多，没有故事性、故事构造不完整、人物塑造不够深入、风格不太符合，还有更多。

我敲敲自己的脑子，期盼在乱麻中能理出一条清晰的线索，让我写出更好的作品。奈何在清醒和糊涂之间，还是糊涂的时间更多。

我重新开始看书，尽管我的注意力没办法持续很久，但每一天陪伴在我身边的，都是文字，在我失落、崩溃、哭泣的时候，它悄悄在我心里绽放开来，漫山遍野都是文字之花。

我在纸上写下各种各样的故事，又在电脑上一个字一个字地敲好，投稿并等待回音，这样单调的动作多少能缓解我的焦虑感，至少每一天都被我好好地利用了起来。

可是我就像隔着厚厚的玻璃观察世间的人生百态，喜怒哀乐，似乎和我无关，这样的我，怎么可能写出更好的作品呢？

我又开始焦虑，每天早上都早早醒来，开始构思小说该怎么写，爸妈在这段时间里似乎变成退居幕后的两个影子，没有再说过再找一份新工作的事情。

更多时候，我像一个影子一样，尽量隐藏自己——直到我父亲忍无可忍，斥责了我一通。在他看来，这都是不正经的无用功，都是我自己制造的乌托邦，他大骂着，让我从乌托邦里出来，学着他们的样子在生活之中沉浮。

可是连我自己都想不到，就算我像极了一尊木雕的神像，也能够得到回音。

四、文字之花的果实

又一次退稿之后，我消沉了很长时间，尽管我依然在写作，但是我知道，我自己被病痛禁锢了。我努力打起了精神，重新把一篇旧文修改打磨，随便挑了一个新公众号投稿，这次，我终于过了稿。

在我以为这又是一封退稿信的时候，我懵了，在看到那条信息的第一眼，我以为是我看错了，再重新确认之后，我笑了，在这一刻，我可以骄傲地截图发朋友圈，告诉他们，我可以凭借自己的才能赚这笔稿费。

我终于重新得到了纯粹的快乐，它像一股活水涌进了我的心里，尽管只有一瞬间，尽管稿费很低，但那又怎么样呢？我的努力终于得到了回报，我的文字之花也终于结出了甜美的果实，这就够了，至少，我留下了点痕迹。

谁能料到，这个小小的成功只是一个开始，后来，我找到了一个投稿平台（虽说是个小程序，但稿费都能收到），慢慢打磨每一篇文章，并满怀希望地投出去。

两年下来了，我的账户里已经有315块，除了小说之外，我还写过配音剧本和历史科普故事，再加上某故事软件的广告费，这样算下来，稿费已经有六七百块了！

这个小小的爱好，逐渐成了我的副业，每次我投稿成功，收到稿费那一刻，我都会像第一次过稿那样兴高采烈。

总的来说，写作成为我从抑郁的沼泽里爬出来的一条救生绳，我无法不爱这朵文学之花，也希望自己能越来越好，彻底从这个可怕的沼泽里脱身！

作者：焱欢

95后，住在某沿海城市，目前平稳服药中，爱写小说的"自由撰稿人"。

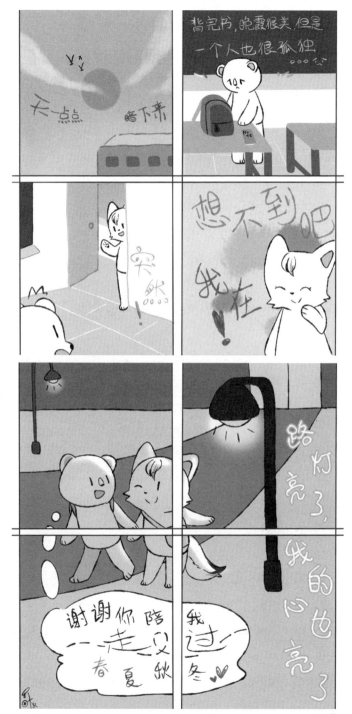

叶溪

我得抑郁症后妈妈的变化

文 / 端午（21 岁）

希望这个故事，能给你力量，给你前进的勇气。

有人说，抑郁症是一个人的炼狱，那么对一个家庭而言，抑郁症或许是所有人面对的挑战。

与抑郁症患者一样，陪伴患者的家人也同时经历着身心的痛苦与折磨。只是，与网络上形形色色的对患者心态变化的描述相比，家属的心情与成长则是一个经常被忽视的话题。

今天，作为一个正在就读大学的抑郁症患者，我想来谈谈我的视角下妈妈的变化与成长，来进一步剖析面对挑战时，家属的选择与他们所要经历的。

一、记忆里的妈妈

从我有记忆开始，我的妈妈就是一个很"可怕"的人。

因为父母工作繁忙，我被养在外公外婆身边。每当我调皮或是不听话时，他们都会搬出妈妈来吓唬我。

"像你这么闹腾，可幸好是养在我们身边，要是你妈妈带你啊，她肯定狠狠教训你。"

"你再这样调皮，被你妈妈知道了可就惨了，到时候她肯定骂得你哭都哭不出来。"

于是，她便成了我记忆里可怕的大魔王，我想，我一定要躲得远远的，千万不要让她抓到我。

后来我上小学了，妈妈的魔王形象，在我的眼里也变得更鲜明了。她对我的要求特别高，每次来外婆家，第一时间就是看我在干什么，作业有没有写完，背书有没有背熟。

一旦我有一点点做得不够好，她总会教训我很久。她说，她同事的孩子学习可努力了，他们天天做卷子背单词，可不像我这样吊儿郎当；她说，像我这样不自觉的小孩儿，放他们那时候，连大学都考不上；她说，要是他们不管我学习，我肯定是班级垫底，我现在的成绩，都是归功于他们严厉的管教。

记得小学五年级的一天，我最擅长的英语考砸了，因为粗心，我考了94分。回到家后，妈妈的脸阴沉得就像山雨欲来时的天气。

我紧张得不敢说话，唯恐下一秒，风暴就会到来，将我淹没。然而我的小心翼翼并没有遏止风暴的来临，在我吃饭时，风暴还是来了。她带有讽刺意味的话，像锤子一样击打着我的内心。

或许是出于自我保护吧，那些话我现在怎么也想不起来了，我只记得被教训完后，我跑回房间，把圆规的针狠狠地刺进了手心，鲜血留下，伴着我的眼泪。

那时候的妈妈，强势而又自信，不管是在家里还是在工作单位，她总是雷厉风行地对待每一个人，我怕她，同时也想成为她这样厉害的人。

二、原来魔王也有不知所措的时候

在妈妈的严格要求下，我慢慢长大，也从外婆家搬了出去，和爸妈一起生活。

日子过得很快，我考上了大学。或许是因为大学里经历的一些事件刺激到了我，亦或许是从小到大积攒了许多压力无处释放，我生病了，连日的失眠和心悸让我难以承受。

我悄悄挂了精神卫生中心的号，骗妈妈说是周末有比赛所以不回家了。我悄悄地看病，悄悄地做检查，悄悄地把药收拾好，我害怕妈妈知道以后生气，我怕她觉得我不坚强。

然而，妈妈还是知道了，她在打扫房间时发现了我夹在书里的小纸条，又从我的书包里翻出了抑郁症的确诊单。

那天早上，我在睡觉，她没有叫醒我，只是静静地坐在我的床边。我醒过来，看到她红红的眼睛。那一瞬间，我便知道，她还是发现了。

我很害怕，我以为她会像我小时候那样教训我，我以为她会怪我质问我，可是她没有。

她颤颤巍巍地抓住我的手："有什么事情可以告诉妈妈吗？"我摇摇头，扯出一个微笑："我没事，我挺好的。"说罢，我不知所措地从床上跳起来，我不敢面对她，假装和同学约好了一起出门，拿起包就往外跑。

"你能不能不要丢掉爸爸妈妈。"妈妈的声音从身后传来，像是恳求。我的心仿佛针扎一样痛，我不敢回头看她，只能点点头，然后像逃窜一般跑出家门。

我当天就回到了学校，因为我不敢面对她，我想，我是怕她的。相比于她的训斥，更让我不知所措的，是她的恳求。

那个从小到大都在我心里无所不能的大魔王，竟然也会害怕，竟然也会颤抖，原来，她不是无所不能，原来，她也会不知所措。

三、哪有什么大魔王，不过是焦虑的小哭包

从那天以后，妈妈变了，她开始天天晚上给我打电话。要知道，平时我和她有事都会在微信上说，电话可是半个月都没有一个的。

她不知道该和我说什么，就流水账一般跟我讲一天发生的事情，从早上起床吃了什么早饭到晚上睡觉前看了什么新闻，我知道她在担心我，却也不知如何安抚，只能笑笑，劝她开心就好。每天一个小时的电话很尴尬，却也有一些温暖。

她变得好焦虑呀，只要我十分钟没回她的短信，她就会不停地给我打电话，我如果不接就打给我的好朋友。

她添加了我每个好朋友的微信，隔三岔五就问他们我过得怎么样；回家时，我出门逛逛她都要紧紧跟着，说是怕我跳楼，拜托，我虽然是重度抑郁症，可我才不会丢下她呢。可她不相信，还是紧紧跟着我。

她变得好爱哭啊，看到网上有关抑郁症的科普性文章就抹眼泪，和别的抑郁症孩子的家长聊天聊着聊着就哭了，做了噩梦会哭，看了别人的故事会哭，有时候明明没什么事也突然哭了。比起我这个抑郁症患者，我倒觉得她的症状更像抑郁症一点。

我心里的大魔王变成了委委屈屈的小哭包，反差好大，可我好想抱抱她呀。

四、小哭包拯救计划

妈妈焦虑的状态持续了很久。不过，所幸她开始自救了。

她添加了好多关于情绪障碍家属的微信群，她关注了疗愈性质

的公众号，她加入了渡过的社群，她还报名参加了家长营。她报名了陪伴者的课程，说是要陪伴我，说是要拥有力量。

我可开心了，虽然我觉得我足够坚强可以自我疗愈，可是看着她一天天精神十足地参加课程，再兴高采烈和我分享自己新学到的知识的时候，我便觉得，她所有努力都是值得的。

她很喜欢一句话，渡己再渡人，而我最大的梦想，也是她能变回我小时候那样意气风发的模样。她能渡己，便是我最大的宽慰。

很久以后，我和她聊到了我的童年和她的童年，我后来才知道，她从小也生活在和我一样的打压式教育模式中，她的爸爸妈妈也用她教训我的方法来教训她。

她不快乐，她想我变得优秀起来，可是她没有被鼓励过，她不知道鼓励对孩子意味着什么，只是自然而然地用她小时候所受到的教育模式对待着我，伤害代际传承着。

哪有什么大魔王，不过是从小受到了太多打压而用硬壳包裹住自己的软糯小团子罢了。

她问我，会不会恨她，其实我并不会。我和她一样，用坚硬的外壳包裹住自己，唯恐自己在别人眼里不够坚强，唯恐给别人造成麻烦。

我们爱着对方，但我们的坚硬却让爱用冷酷而拒人千里之外的方式所表达。

那天，她抱着我哭了很久很久。后来她说，她好多了。

五、后记

时间距离我刚刚确诊抑郁症已经过去了将近一年，那时的兵荒马乱就像一场梦一样。

妈妈变得从容而温柔，认识她的人都觉得，她和年轻时相比，就像变了一个人。妈妈说，她现在很快乐，通过学习和做心理咨询，她学会了放过自己，和自己的原生家庭和解。而对我，她说她很感激，感谢我信任她，我的病，给了她疗愈自己的机会。

我知道，对于抑郁症患者的家属而言，亲人的患病，往往会像晴天霹雳一样打在身上，不管是痛苦、无助还是绝望，都会让人感慨：为什么是我？

但回过头来看，家属的患病也同样会成为自己疗愈曾经的伤害，成为更好的人的契机。今天，我分享了我和妈妈的故事。希望这个故事，能给你力量，给你前进的勇气。

作者：端午

21岁，来自上海，喜欢画画、书法、剧本杀、狼人杀，喜欢分享各种奇奇怪怪的故事，和抑郁症相伴多年。

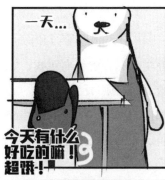

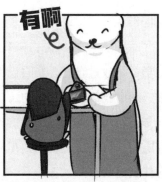

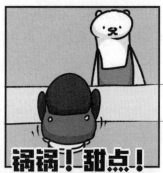

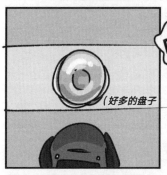

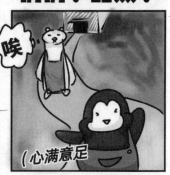

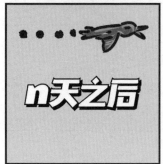

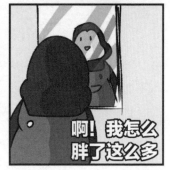

一位抑郁症患者的日记

文 / 露露（21岁）

12.14

晚上做梦，前面的剧情忘记了，后面是我的一个小学班主任嘲笑我做题做不出来，跟所有人一个个说我是抑郁症，然后大家都开始鄙视我。我感觉手足无措，很羞耻。

那时候我突然惊醒过来，哇哇大哭，眼泪怎么都止不住。哭了好久，跟个小孩子一样，白天回忆都不敢相信那是我自己……

早上起来头晕头痛，差点从高楼上掉下去，幸好赶紧摸住了栏杆，非常惊险……到了学校开始英语考试，我是第一个考，当时有点情绪，感觉自暴自弃了，说了也不会对，于是没有认真回答，就没有通过考试。

之后的一整天都头痛头晕、恶心肚子痛，走路跌跌撞撞，摔了好几次。晚上呕吐三次，把晚饭、中饭都吐掉了，最后只剩黄水了，整个人非常筋疲力尽。

12.15

早饭后呕吐，晚上一整晚失眠，很累很困但就是睡不着。中饭后呕吐，吐得我全身发抖，没有力气，肚子很痛。

下午又吐了一次，感觉好疲惫。这样的日子什么时候是个头呢？偏偏我很喜欢吃东西，然后边吃边吐，太难受了。下午不小心头晕摔在地上，膝盖肿了两个包，磕破了，有点疼。

下午跟一个阿姨聊天，她不太看好我的学习，劝我不要学了，去打工更轻松也更有利于病情。

我感觉很多人都觉得我学不下去了，好像已经认定我病成这样应该放弃学业去外面打工。别人就算了，连我爸妈也这么想，这让我自己都怀疑自己了。

这件事对我打击很大，好像是对我的否定。但事实上，我自己都没有信心读下去，可是我又只想当医生。其实我还是活在别人的眼光里吧，就像我做的那个噩梦，对我来说那就是最可怕的事了。

晚饭只喝了一杯橙汁，干呕的时候吐不出来，只有一些酸水。明天早点吃止吐药吧，感觉肚子好饿，但是不能吃东西。吐完全身开始忽冷忽热，测了体温有点低烧，过了一会儿又退了。可能是身体太虚了。

给一个朋友发了消息，但是她没有回我，于是一整晚都在担心她是不是不想理我了，是不是我太敏感……

今天晚上一直在学习，最近我发现自己压力大的时候就喜欢疯狂购物，一次性买了好多东西。这样其实不太好吧，不知道是不是躁了，但是我好像没有兴奋啊。

12.16

今天又是一整晚失眠。累得眼睛都睁不开了，意识却很清醒。感觉很烦躁，头痛。

早餐后干呕，因为吃了止吐药加上没怎么吃东西，吐不出来，但还是很难受。中饭吃完又呕吐了。

下午很开心收到了老师的赠书。这段时间一直处于病情的低谷期，状态非常糟糕，上次和老师说没有这个版本的教材，没想到老师真的给了我一本……**扉页上写着"守得云开见月明"，这句寄语是对我这段时间以来最大的安慰。**

生病到现在已经两年多了，尽管病情没什么好转，但这一路上我遇到了很多好人，很幸运地得到了来自大家的帮助和支持。真的特别感谢那些善意，不论是来自亲人、朋友、老师，还是无数的良医甚至是陌生人，**正是这些善意鼓励我走到现在，并且我也希望自己能同样回馈他们。**

也许很多人并不看好我用现在的状态学医，但是我仍然希望自己能坚持下去，做一名和我见过那么多拥有仁心仁术的医生一样的人。好好努力吧！

还有一件开心的事，就是昨天那个朋友终于回我消息了，原来不是她不理我，而是她状态不好。我跟她聊了一会，帮她开解了很多，聊完我感觉挺开心的，帮助别人的成就感真的很棒。

到了晚上情绪又低落下来，感觉还是不太稳定。身体非常累，这几天都没怎么睡好，可是脑子一直有许多思绪。感觉很烦乱，心跳很快。

什么时候生活才能变好呢？我也不知道是不是自己的问题，到底该怎么做才是对的？

头很晕，最近总是突然摔倒，万幸没有摔到头。

12.17

又是失眠了一整晚。今天只睡了一小时，之后就浑身抽搐，做噩梦，醒了之后逼自己继续睡，但反复几次都没成功，就再也不想睡了。

早饭后又全吐光了。其实如果我厌食也挺好的，可惜我那么喜欢吃东西，只好不停地吐。今天中午也失眠了，很想睡但就是睡不着。

今天跟医生沟通后加了药，但那种药正好就是造成我失眠、呕吐、头晕的药，我妈有点怀疑医生是不是糊涂了，问了别的医生，他们也不太理解这种用药方法。

中午加药之后副作用明显就出来了。这次吐得更厉害，肚子特别疼，在厕所晕倒时头撞在洗衣机上，整个人趴在地上起不来。中午也睡不着了，又得加量吃劳拉西泮才勉强眯了一会儿。

现在我总是突然肚子疼，胃痉挛，医生说是情绪的问题，可是我没有情绪的时候也会那样。每次痛起来都感觉刀子在绞着肠道，只能吃止痛药缓解一下。数了数自己吃的药好多呀，有时候也挺恶心的。

下午开始静坐不能，浑身发痒，没法看书，几个小时都在烦躁地走来走去。尤其是没好的伤口那里又痒又痛，吃了苯海索还是安静不下来，今天一整天几乎都没怎么学习，感觉好内疚。

明天的六级考试到底去不去呢？不去的话又有点不甘心，去了又怕突然状态不好出事。想着想着居然哭了起来，这样的生活什么时候才能过去呢……

晚上出门突然头晕，摔了好几次，感觉还是有点疼的。在电梯里摔到了头，感觉更晕了。

回来之后我的思绪很乱……又开始掐自己，把手背抠破了好几个印子，心里特别烦躁。我有许多暴力的念头，又非常悲伤。

我不知道该跟谁说这一切，这些想法对谁好像都会是一种负担，就和我一样。

12.18

一整晚没睡，实在睡不着，听着轻音乐也没用。凌晨四点就急着吃了早饭，饭后吐了一点。下午又是干呕，全身发抖，医生重新调了药。

六级不考了，英语期末考试也打算缓考。只是觉得很对不起我的搭档，临时改变决定，让她得自己讲了。

有个朋友说我现在的状态要么和疾病死死抵抗，要么就只能早亡了，因为我的身体已经垮掉了。我听着好害怕，其实我也很担心自己天天呕吐会得胃癌。

中午好不容易用药睡了一会儿，又突然惊醒了，然后睡不着，感觉很难做事情，脑子混乱。医生说是有点混合躁郁了，加了奥氮平，用来给我助眠和稳定情绪。

这三天瘦了四斤，好疲惫，中午又在摔家里的东西，跟爸爸说很担心自己是他们的累赘，说着说着就哭了。**我会为了爸爸妈妈好好生活，希望难熬的时间过得快一点吧。**

12.19

加上奥氮平感觉明显抑郁了，凌晨三点醒，到了五点接着睡到七点，然后整个白天都困得不行，变得很沮丧、不想动、不想回信息，不想死但是又不想活。头痛肚子也痛，就是自暴自弃的感觉。

现在吃止吐药也还是恶心干呕了，吃东西很难受。刚刚突然哭了好久……

晚上哭了半个多小时都停不下来，感觉好绝望，**脑子里只想着希望有人能来安慰我，不要像妈妈一样只说"那也没办法"。**

可是这种事情不能和别人说，和爸爸说的话，他又要去找妈妈。**很想很想打瑶瑶老师的电话，但可能会打扰到她，所以拼命忍**

住了，晚上早早地洗漱上床睡觉了。

12.20

凌晨一点醒，凌晨六点继续睡到九点。早上开始恶心，不知道是不是生理期来了的原因，肚子特别疼。

下午头晕睡了一觉，还是困得不行。眼睛都睁不开，无法控制自己的身体，不能走路，眼睛对不上焦，脑子糊涂，每隔几十分钟就问一下妈妈现在是不是早上了。

妈妈问了我以前一个北京的医生，他说我抗精神病药和安定药吃太多了，跟妈妈说以后不要擅自给我吃劳拉西泮。他也不太理解现在的医生给我的用药，但还是吃几天看看吧。

12.21

醒来感觉全身失重，控制不住自己，头晕得要命，不能走路也不能写字，脑子迟钝得不行，讲话也是不清不楚，有点像喝醉了。妈妈说是副作用，吐了半天早饭也没吐出来。

中饭吃不下，睡一觉之后泡了杯面。晚上喝了一杯豆浆，想吐吐不出来。整天都很困，眼睛酸，摔跤。很累，看不进去书，更别说上学了。

英语本来打算缓考，但是老师希望我还是这次考掉，这样她比较放心，所以还是听了老师的，打算开始准备英语。好累啊。

最后还是没有忘记今天是冬至，吃了半个饺子。算了，还是不提吃的了，好想吐。

12.22

四点起来就开始肢体共济不调，不停摔跤，没法走路。头混沌得要命，在沙发上又趴了一会儿才吃药、吃早饭。头痛，恶心，走路不稳，膝盖很疼。想看书但是眼睛睁不开，眼前一片模糊。

下午睡觉，开始分不清时间。醒了几次，要么觉得是上午，要么觉得是晚上，感觉很懵懂，脑子也转得很慢。

晚饭之后又开始吐，想想自己这几天什么都没干。我开始全身发热，医生说是躯体症状，吃了药又抑郁了，开始哭，觉得好累好失败。

今晚又要调药……

很恶心，想吐。

12.23

两点醒来，过了半小时睡着，到四点起来再也睡不着了。但还是困、累，睁不开眼睛。肚子疼，心跳也很快，喘不过气，头晕头痛，在沙发上瘫着，感觉自己像一条濒死的鱼。

早晨出门买了菜，回来胸闷，发困，头晕，没力气，肚子特别疼。感觉镇静的药是不是吃太多了……现在脑子转得很慢，讲话也没什么逻辑了。怎么办。

我感觉脑子变糊涂了，经常突然忘记自己在干什么，做事之前在干嘛，醒来之后也分不清时间，很健忘，脑子空空的。

中饭吐光了，晚上哭得挺厉害的，哭完我又忘记为什么哭了，只是头很疼。而且我今天一直大喘气，呼吸不过来，但监测心率血压都是正常的。

最近很喜欢看一些会动的生物，让我能感觉到生命的活力，比如菜摊上的小鱼小虾、螃蟹、鸽子之类的。以至于我每天都买螃蟹和鱼回家吃，盯着它们看很久。

看见它们在水里咕噜噜吐泡泡，我居然有一种流泪的冲动。我

会很轻很轻地碰一碰它们——原来这就是生命，这么鲜活，就在我面前，正如我每次绝望时搭上自己的脉搏，感受到指尖微弱却坚定的跳动一样。

究其底，我们对一生又知道些什么？想起一个朋友对我说，人类有时挺原始的，比动物纠结更多，而且总觉得自己和动物不一样。

那么，如果说生命一定有一个意义，应该这样介绍微不足道的我：小鱼、小虾、螃蟹的同时代动物，在同一时期，所有我们这些动物都呼吸过，思索过，在内心都同样体会过时间不可思议的厚重。

作者：露露
21岁，来自安徽黄山

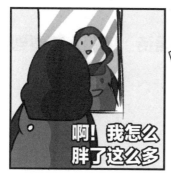

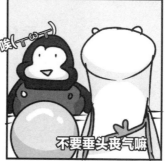

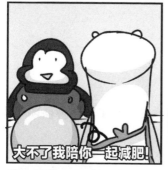

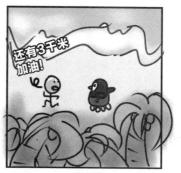

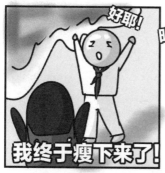

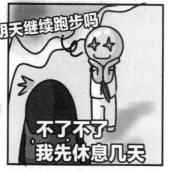

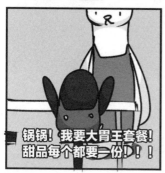

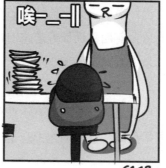

病中组诗：所有人都看到过我

文／汪再兴

【编者按】本组诗一共8首，作者描绘了确诊抑郁期间体验到的神异世界和所思所想。

一、影子从来不孤单

影子从来不孤单
不论黑夜，还是白天
每一天，都有惊奇和新鲜
当然是爱和发现
在身后，即使被阳光摊平，涂抹
它仍伸出手，牢牢抓住你的脚
或者在前面，延伸着道路的视线
那是千万双脚也无法踩碎的画面
在阴天，甚至夜晚
它也以透明的暗淡，表达存在
越是黑暗，它们的包围越是全面

就像襁褓裹紧的实在，无所不在
对，大部分人都只是自己的影子
机械地亲密，甚至就像一个整体
哪怕你气若游丝
它依然，不离不弃

二、三人行

我的身体里面有个我
一般和我重合，严丝合缝
比如睡觉的时候
都像该死的猫打着呼噜
黑暗里，猫眼中
一层是影的透
一层是身的浓
一层是空气的灰在抖动
但偶尔，比如正午
一起喝嗨了酒
一同看影子的手
如何拼命抓捏着脚步
被阳光一点点晒成侏儒
然后咯咯，各走各的
一个完全隐没
一个歪歪扭扭
一个升上天空，融入彩虹

三、每个人的身体都写满诗

刚开始我以为

天天堆的都是灰尘

甚至，每一寸肌肤都是汗泥

跳到黄河也洗不干净

唯岁月的毛巾可以抹平水分

连镜中也清晰着沧桑的皱纹

弯弯横横，一褶一褶都是诗句

珍爱生命，全身自然生动着美丽

穿上衣，又是芸芸众生

满目的人海，谁也分不出谁

想到千年后还有个会心的你

所以偶尔我会，无端欢喜

四、灵感

他急匆匆的脚步

就像抓纸和笔的节奏

当差不多正襟危坐时

书桌前的身体还在颤抖

这不是产房，也非厕所

窗外的阳光也恰到好处

而脸上的皮肤仍逼出血里的红

连汗珠也明显跟着受过——

"每一寸皮肤都是一行诗歌"

一寸是一行

或者一丝一行

形象的话应该是一褶皱

但皮肤和诗歌明显不妥

皮肤就是皮肤

光滑的皮肤

声音踏踏，天马行空

味道，汗水在剧烈地挥发

一刹那，蒸发着咝咝的尖叫——

"一褶皱皮肤生动了一行诗歌"

每次都是这样的最后

最后，纸团才是褶皱

那抛物线扑向废纸篓的时候

空中，灵感的微粒仍荡着漩涡

明灭如星，就像宇宙

他长叹的那一口气，如风

无奈地送着创造力，远行

五、神让我失眠

忙了一天，身子早已疲倦

可调皮的脑细胞们仍在捣蛋

翻去又覆来，羊数了多少遍

手刚摸到脸，又挤出了一声"唉"

睁眼，还是黑夜那双神秘的眼

闭眼，星星又随星云神奇地旋

难道是神要我失眠

让六神不安，好神驰天地之间

转呀，宇宙浩瀚，眼花又缭乱

无底的黑洞如何才能坐井观天

天哪，星星们还在

那些尖着的脑袋碰撞又纠缠

既然是神要我失眠

索性就和神一起折腾夜晚

正要放心大胆，诸神却纷纷逃散

走前，不知谁还合上了我的眼帘

六、身体里面那个我

他应该只是借个住处

可以是头颅

也可能憋在腹部

但不管身在何处

好像都只是静静地打坐

顶多，用冷眼的余光看我

如何穿衣洗漱、衣冠楚楚

电脑前枯坐，茶一口接一口

塞完食物，又填进瓜果

偶尔觥筹交错，醉眼蒙眬

难得个高潮又起落

然后躺着，重复着往复

任由血压迫着肉

骨骼的髓，跑冒滴漏

一根根的白发前呼后拥

噗噗，光秃着光速

即使日子一天天消瘦

他只管饱个眼福

任我为我

也许送我进了高炉

他还是不伸手

而是径直走，寻找下一个房东

下一个房东，请善待租户

七、给影子一个拥抱

有谁会孤苦伶仃

至少有如影随形

所以要说忠实

只有影子不离不弃

你走它走，你停它停

你要年少轻狂

朝阳就会把它夸大拉长

你若入定为老

夕阳也会把它慢慢收光

动静随心，动作整齐

须臾也不曾分离

灯下，影子也如此伟大

即使把它踩在脚下

或者躺下，任由你叠压

它也未曾有过一丝呻吟

哪怕在冰冷的夜

也会和黑，将你紧紧包围

甚至梦里的肉体，成灰

它依然忠贞不渝

把灵魂纯粹的形状

随那永生之光

散在，深蓝的天幕上

这世道，有谁念过你一声好

想到了，就给它一个温暖的拥抱

八、所有的人都看到过我

开始的时候

我组装好骨骼和血肉

自己为自己套上必要的衣物

每天都握着形形色色的手

让声音从心脏跳出喉咙

尽可能和眼，温暖每一张脸

最后的时候

我留下了骨骼和血肉

谢谢为我套上必要的衣物

让灵魂体面地融入空中

声音回归于无

沉默

所有的人都看到了我

那些开始的时候

却往往可能熟视无睹

所有的人都看到过我

这些最后的时候

却不知道那个谁谁谁我

作者：汪再兴

北京作家协会会员、中国电力作家协会会员、中国诗歌学会会员、中国书画家协会会员等。

已发表各题材作品两百余万字，诗文书法散见于《人民文学》《中国新诗》《书法报》等各类报刊及各种集子中，著有《日出东方》《太阳神》《太阳的味道》《与太阳握手》等八部诗集。

曾获全国当代诗坛力作选拔赛一等奖、五一文学奖、曹植诗歌奖、老子文化奖、孔子艺术奖、全国唐诗宋词杯书法赛一等奖、诗意韩国金奖等国内外征文和书法赛百余次奖。

第七篇

音乐疗愈——有没有那么一首歌，
让人感觉世界都是自己的

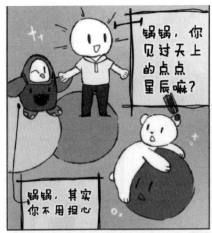

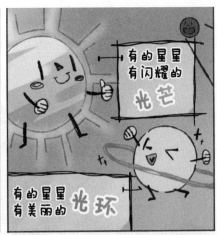

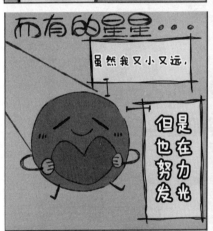

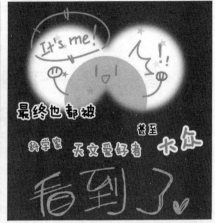

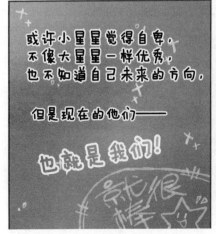

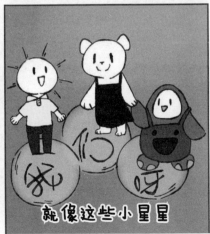

叶溪

盘点那些疗愈过我们的 30 首歌（上）

文 / 刘娅玲编辑整理

我想和你说说

那些流泪听完的歌和微笑走完的路

我始终相信文字和音乐都是有力量的，那是一种缓慢流淌的力量。

我相信

相似的灵魂都会相遇

相惜的人们都会重聚

然后

相互照亮，温暖彼此

　　我们一路奔跑，一路迷茫，一路执迷于悲伤，却来不及心里的遗忘，只有待风雨将它埋葬。似乎这就是病中的我们最真实的写照。

　　在某一个辗转反侧的夜晚，在某一个执迷于悲伤的瞬间，总有那么一首歌陪着我们度过，总有那么一首歌让我们泪流满面，总有那么一首歌让我们感受到生活的美好和生命的意义。

让我们跟随着"渡过"家人的推荐，一起去盘点那些拯救过我们的30首歌，感受音乐背后的平凡而又独特的故事。

看看有没有你曾经或者现在一直单曲循环的那一首呢？

1.《夜游记》黑屋乐队

我想推荐黑屋乐队的《夜游记》，真的是一直循环、一直循环！第一次接触黑屋乐队是自己在见习期的演唱现场。

我是学医的，学校期中考后会有一周让我们去见习，但是当时压力真的太大了，然后就没去见习，疯玩了一周，去听了黑屋乐队的演唱会。真的巨嗨！感觉那一晚释放了自己的压力。其实那时候我也是第一次接触黑屋乐队，后面就喜欢上了。

《夜游记》前面节奏很平稳，后面突然高潮，就像是呐喊，很震撼！！！每次晚自习结束，学习完，一个人走在安静的学校里，听着这首歌，感觉整个世界都是自己的。

2.《轻装前行（Traveling Light）》乔伊·汉森（Joel Hanson）

这首歌没有很激昂的旋律，也没有多悲壮的词，听起来和它的名字一样轻——Traveling Light（轻装前行）。在大学的内卷生活让我无可奈何的时候，我第一次听到这首歌，它就让我深思了很久：我是不是可以降低一些对自己的要求，让自己过得更开心一点呢。在那一段难熬的时期，这首平缓的英文歌给了我很多安慰。

3.《山海》华晨宇

2018年的时候我喜欢循环华晨宇改编的《山海》，那句"他明白，他明白，我给不起"，特别触动我，我理解为现在的我与曾经的我之间的对话。人长大后慢慢失去了年少时的追求和勇气，也可能是迫于无奈无法实现年少时的梦想。

后来我睡不着的时候会循环华晨宇的《枕边故事》和《忧伤的巨人》，这两首歌都很温柔，像讲给小孩子的睡前童话。

现在我心情不好的时候会听去年演唱会的《花落时相遇》。这首歌也很温柔，但是总是会听哭。

《小镇里的花》也是他2021演唱会的新歌。我觉得这首歌很美，讲的是人生与修行，但歌里有种寻不到小镇里的花的悲伤，每次听，心都像被揪紧了一样。

《走，一起去看日出吧》就很快乐，听的时候总想跟着节奏蹦蹦跳跳。

还有我昨天晚上在循环《高手归来》的现场演唱，又去听了一下去年演唱会视频，好像隔着屏幕感受到了那个下午的阳光，时间就这样过去。本来是很温柔的歌，但是一跟去年演唱会联系上，就会听得我想哭。我好想念演唱会啊。

还有《降临》，2018年我超喜欢这首歌，很神圣，还有中世纪神话故事的风格，但是曲子却是国风。对不起，好像推的都是华晨宇，但是他的歌真的好好听！！！

4.《为你等待（waiting for you）》丹尼尔·帕蒂姆（Daniel Padim）

一首特别轻松欢快的美式小调，很适合缓解焦虑、疗愈情绪。乐曲里吉他弹指没有特别浮夸的炫技，流露出的情感的确特别打动人心。希望自己也可以拥有一把吉他，随心所欲地弹自己想听的歌。

5.《平凡的一天》毛不易

毛不易的《平凡的一天》，那种充满着美好事物的一天，真的真的很令我向往。"只要你这一天过得是开心的,这一天都能算是好的一天",歌曲让每一个忙于生活的人都能发现平凡生活中的幸福与美好。

"每个路口花都开在阳光里,小店门前传来好听的恋曲,不用太久就能走到目的地,人来人往里满是善意……"我好喜欢这首歌的词,至少这就是我想过的生活。

三毛曾经说过一句话:"平凡简单,安于平凡,真不简单。"愿我们永远都能获得简单易得的快乐,愿我们都能从身边拥有的生活里找寻幸福,愿我们都能在平凡岁月里活成理想的自己。

6.《我在十点差三分的时候开始想你》花粥

曾经喜欢的学长特别喜欢花粥,我明目张胆在追他,知道他喜欢花粥后问他最喜欢哪首歌,他最喜欢《我在十点差三分的时候开始想你》,我就决定把这首歌听个五百二十一遍,实际上听到两百多遍的时候我就不喜欢那个学长了……

前几天突然心血来潮想再听听这首歌,发现这首歌竟然被下架了。我这几年听的歌越来越多,单曲循环的歌也越来越多,最多播放的排行榜里已经找不到这首《我在十点差三分的时候开始想你》,没想到它竟然真的消失了……感觉丢失了一部分回忆的寄托。

7.《日暮里》

高三的时候第一次听到《日暮里》这首歌就被惊艳到了,很温柔的钢琴曲,评论说歌的名字"日暮里"是东京荒川区的一个小站,专辑的封面是从屋檐下的视角看一只鸟飞行在蓝色的天空,给我一种很舒服的感受。

"日暮里"的本义是"在此度过一天也不会厌倦的地方"，而非"日落西斜，日暮途穷"。但不知为什么，这个诗意的名字总令我想起大诗人崔颢那句有名的"日暮乡关何处是，烟波江上使人愁"来，我总疑心崔颢是不是在那里住过，要不怎么会有那么凄美的句子。

这首钢琴曲被评为最令人放松的音乐之一，最主要的还是旋律，它总是能让我在烦躁的时候感到安静，让我在焦虑的时候给我安慰，在失眠的时候让我放空。

8.《你在终点等我》王菲

上高二的时候失恋了，被题海淹没的我失一次恋就哭得撕心裂肺，听着王菲的《你在终点等我》哭了一遍又一遍。

或许那会只是借着失恋这个理由发泄情绪，或许那会只是因为王菲唱得太催泪，反正从那之后我不敢听王菲。

我还想推荐黄霄云的每一首歌！每一首！如果说特别，是因为她的声线太独特了，很强！不像现在大多数网红口水歌一样。

9.《形容》沈以诚

"我学了一辈子语文，就是为了形容我有多爱你……"

特别喜欢沈以诚的《形容》。前面的哨笛声让我梦回海绵宝宝里的背景音乐。

原谅我不可自拔，

可能不经意看你一眼，

百米冲刺都会停下。

这几句词让我觉得很美好，是校园时光的样子。超级快乐，无限循环！

沈以诚 的《椿》，也蛮好听的。那段我不愉快的时间，单曲循环了一周，它在慢慢治愈我。

10.《或是远山，或是沸海》——淮上《破云》

这首歌的歌词镇住我了。

> 我也曾想过，在春生之前，会死去
>
> 会倒在某个，孤独长夜里
>
> 失约爱人、知己，也失去名姓
>
> 我曾因于寒意，因于谲荡的死境
>
> 潦倒故友的背离，数次火光中惊醒
>
> 当然，我也因于你，因于眼底的热意，盛大、光明
>
> 可那碑上也当，隐喻千百种具象
>
> 有生与爱的消亡，有血和泪的灼烫
>
> 春色弥望，人间一趟——将星辉担于肩上
>
> 这一生行路坚固，行处坦荡
>
> 颠沛中流离，湍流处悬命
>
> 为珍重的善意，与所期的和平
>
> 便怀抱热望，便披沥长荆
>
> 便余生与你同行，每一步，都坚定

我们都终究有一天会永远沉睡在温柔的日光里，但是在那之前，我想尽情地用艺术和爱作为稀薄的颜料，填涂我的生命。

11.《你的侧影（silhouettes of you）》（艾萨克·格雷西 Isaac Gracie）

散心的时候吧，这首歌在我眼里就像一首悲伤的摇滚。当时好像是在刷某音乐软件视频的时候给安利到的，他们说唱歌的人才

20岁，但是嗓音却十分沧桑。整体还不错，从前面的平静中带有悲伤，到悲伤逆流成河，哈哈哈哈哈。

平时走路一个人的时候都经常循环，推荐大家听听。

12.《你的眼神》（蔡琴——不了情 2007经典歌曲香港演唱会）

蔡琴的《你的眼神》，特别喜欢，是在我小学五六年级住校时，熄灯后宿管阿姨手机里放的歌，旋律好听，一下就爱上了，细腻又深情，特别喜欢里面的歌词。

初中时喜欢上了一个人，很符合这首歌，就像歌词里描述的那样，眼睛特别温柔明亮，让我难以忘怀，也感到满心欢喜，很适合夜里一个人听啊。

13.《烟火里的尘埃》华晨宇

高一上学期周末的时候，就会一直单曲循环的歌。

一直感觉这首歌的很多歌词都能和我产生共鸣，有一种在孤独的时候，发现了有人和你一样孤独，突然就有了安慰。

最后那一段高音部分，很像在嘶嚎，就像所有的孤独、无奈都能从心里飞出来，跟着这首歌一起飞走一样。虽然不是华晨宇的粉丝，但是特别特别喜欢这首歌。

14.《别叫我达芬奇》王琳凯

"小鬼"王琳凯的歌，有三个版本，有一个版本是《闪光的乐队》里面改编的！都很好听！每当我不开心的时候都回去听小鬼的歌，听完一两首后我会元气满满，真的太好听了！

强烈安利一下！我知道小鬼是在2018年的偶像训练生，当时就喜欢上他了！后来我身边好多朋友都被我安利了小鬼，渐渐地都变成了"达琳"。反正就是很有活力啦！

15.《阳光总在风雨后》许美静

当你痛苦与无助的时候，可以听一下这首曲子，它可以给你力量，让你重拾自信。

只有经历一番风雨，才能看见彩虹；只有经历过黑夜，才能看见黎明的曙光；只有经历一番磨难，才能成就一番事业。每个人的人生都不是一帆风顺的，我们要经历很多挫折。"宝剑锋从磨砺出，梅花香自苦寒来"，剑要经受烈火的焚烧才能成为宝剑，梅花要经受住严寒才能在雪中绽放。阳光总在风雨后，所以我们要勇敢面对风雨，让风雨来得更猛烈些吧！

愿我们每个已经从风雨里走出来的或者尚在风雨泥泞中前行的人，都是生活的英雄，能苦中作乐，怀揣梦想，一路向前，活成自己的太阳，无需凭借谁的阳光！

盘点那些疗愈过我们的 30 首歌（下）

文 / 刘娅玲编辑整理

16.《渐暖》时代少年团

最近单曲循环的当然是我们时代少年团的《渐暖》，我还是最喜欢小男孩唱温温暖暖的情歌，呜呜呜。

很久以前我单曲循环最多的是《超人诞生日记》，"TF"家族真的是陪我从小学到大学，现在的"三代弟弟"都比我小四岁了，呜呜呜。希望李飞能好好发展，他们还在，我就感觉我的青春还在。

17.《aLIEz》作曲：泽野弘之，演唱：瑞葵

《aLIEz》是日本动画《ALDNOAH ZERO》中的配乐。由于配乐的变奏填词交响乐最初出现在第一话火星骑士伴随着爆炸开始接近地球，因此通常赞其名为"降落神曲"，而《aLIEz》本身被称为"核爆神曲"。

核爆神曲《aLIEz》是我初二最喜欢的歌，死宅听着这首歌能幻想自己有拯救世界的力量！不得不说泽野弘之真的贯穿了我的初二，啊哈哈。

18.《这世界那么多人》韩红

我对这首歌特别有感触，原唱者莫文蔚，她将这首歌唱得如此丝丝入扣，哀而不伤，悲而不戚，非常好听。那是对过往一段真挚美好感情的怀念，一声叹息"有缘无分"的奈何。

想不到，在春晚舞台上再次听到这首歌，演唱者是韩红，听得我有些懵了，我也不禁有泪盈眶。

听了这首歌曲，我的情绪会平静很多。歌词用饱满柔和的声音告诉我，每个人的经历都不同，哪怕历尽坎坷，哪怕荆棘满途、哪怕满目寂寥——别怕！多幸运，我有个"我们"！我们，就是最温暖、最有力量的所在！

韩红的歌声太治愈了，绝对可以单曲循环一整天。

19.《无名情书（献给抑郁症患者的一封无名情书）》以冬

原唱是人衣大人，我推荐是以冬版本的，二位唱得都很好听，可这首歌的重点在震撼灵魂的歌词。

> 我当是这人世间无法洗净的恶
> 自私自利心思歹毒尖酸又刻薄
> 可也曾剖开血肉奉上真心一颗
> 尝过人情冷暖任霜雪浸透骨骼
> 刀不会有第二次机会划过脉络
> 怕疼的我宁愿先浑噩残喘的活
> 只是路过的你请听我说
> 别对我太好了
> 我怕死时想起你会不舍
> 我拿身体暖雪冰 而它愈发坚硬
> 试学慈佛割块肉喂鹰 它竟厌恶绕行

取心头血饲魔 它嫌比鱼脏腑腥

你感我所有良善温柔 不过表面泡影

你送最嫩一抹春 予我瞬间萎落

取夏夜最亮星盏赠我 可它溃散成沫

秋果冬青也不屑与我共同存活

这样的我

怎么值得你专程忙碌奔波

你跋山涉水而来 温柔拥我入怀

永远不要妄自菲薄

你值得所有人爱

……

整个世界都是美好的，人们在欢笑，可我却发自内心的痛苦与孤独，一切复杂情绪翻涌，可是这个世界没有错啊，那便一定是我错了，卑微的我，寻找着原因，然后感受世间冷暖。

不过好在，你出现了，像一道光，照亮了我的世界。那个孤独绝望的我被温柔善良的你理解、陪伴、治愈。

我很感激你，却又痛苦。你不应该为我忙碌奔波，而我也不配拥有这份美好，这不值得。

我只能在心里默默祈愿："愿你能与珍视之人相逢，只可惜将来陪在你身边的那人不会是我。"

没有受过疾病的痛苦，可能不能真正感受歌词的冷血和温暖，我并不喜欢里面的歌词，但句句扎心。我厌倦了"坚强""勇敢"这样的词，但是自己日子确实在一天天变好起来，所以会觉得自己其实也挺棒的。

我在夜深人静的时候会听，音乐对我最大的好处，是能让我有个地方躲起来，自我疗愈！明天再战！

20.《孤勇者》Eason陈奕迅

不管你是否玩英雄联盟，或是看《双城之战》，相信你一定听过这首《孤勇者》。歌曲打动我的除了陈奕迅的歌声，更打动我的是歌词的创作者唐恬。周笔畅的《笔记》、张靓颖的《如果爱下去》、何洁的《你一定要幸福》、谭维维的《雪落下的声音》、魏晨的《少年游》，都是唐恬的作品。2012年，29岁的唐恬被诊断为鼻咽癌，背井离乡独自在北京生活的唐恬，把自己关在房间里，一边哭，一边写下余生的愿望，其中一个就是希望偶像陈奕迅能唱自己写的歌。

9年过去了，唐恬成功战胜了病魔，为陈奕迅写出了《孤勇者》，实现了自己的愿望。

> 爱你孤身走暗巷
>
> 爱你不跪的模样
>
> 爱你对峙过绝望
>
> 不肯哭一场
>
> 爱你破烂的衣裳
>
> 却敢堵命运的枪
>
> 爱你和我那么像
>
> 缺口都一样
>
> 去吗 配吗 这褴褛的披风
>
> 战吗 战啊 以最卑微的梦
>
> 致那黑夜中的呜咽与怒吼
>
> 谁说站在光里的才算英雄

在她写的歌曲里，你能感受到的不是消沉、绝望，更多的是阳光、坚强、勇敢的力量。她的词，是对生命的热爱，就像一束光，能把人照亮。

听完这首歌，我感觉自己的生命不再卑微，坚持活下去就是自己的英雄。

唐恬后来又创作了于文文的《体面》、王菲的《如愿》、尤长靖的《昨日青空》、姚贝娜的《爱无反顾》，还有岑宁儿的《追光者》，一起安利给大家。

21.《曾经我也想过一了百了》中岛美嘉

强烈安利这首歌！

曾经有一首歌曾挽救过十几万人的生命，凭一己之力降低了日本当年的国内自杀率。这首歌就是中岛美嘉的《曾经我也想过一了百了》，有人说这是最治愈的歌曲之一，这首歌让他们更坚强。

中岛美嘉，日本女歌手、演员。2010年在出道十周年之时，身患耳咽管开放症，几近双耳失聪，无法感知音乐旋律与节奏，这对于一个歌手而言无异于是一个毁灭性的打击。

2013年8月，中岛美嘉发行单曲《曾经我也想过一了百了》。歌曲一经问世，便深深打动了无数人。歌词娓娓，每个段落第一句是让人惊心动魄的"曾经我也想过一了百了"，轻描淡写中显得克制甚至有些冷漠，弥漫着悲伤忧郁的氛围，充满了让人喘不过气来的压抑感。直到最后一个小节，"像你这样的人存在这世上，让我稍微地对这世界有了期待"，才透出了一丝微光和希望。这首歌不也是她所经历过的黑暗和痛苦的最真实的写照吗？

> 曾经我也想过一了百了　因为心中已空无一物
>
> 感到空虚而哭泣　一定是渴望得到充实
>
> 曾经我也想过一了百了　因为被人说是冷血
>
> 想要被爱而哭泣　是因为尝到了人的温暖
>
> 今天与昨天如此相像　想改变明天　必须改变今天

曾经我也想过一了百了　因为你灿烂的笑容

净考虑着死的事　一定是因为太过认真地活

曾经我也想过一了百了　因为还未与你相遇

因为有像你这样的人出现　我对世界稍微有了好感

因为有像你这样的人活在这个世上

我对世界稍微有了期待

我们的生活不正是如此吗，生命中不可承受之重，总有某一个时刻让我们感到过万念俱灰，谁心里没有萌生过一了百了的想法？但是这个世界依然值得我们期待，因为总有一些人一些事在温暖着我们，让我们深深眷恋不忍离去。

灵魂拷问：

"你愿意为我而死吗？"

"我愿意。"

"不，那太简单了。换个问题，你愿意为我而活吗？"

22.《孤独患者》Eason陈奕迅

"医生，我得了很严重的抑郁症，你能帮我看看吗？"

"没事，我们这里有全市最搞笑的小丑，他应该能帮你治好。"

"医生，我就是那位小丑。"

陈奕迅的《孤独患者》得到很多孤独者的共情，这首歌听起来真的是像他们的内心世界一样：绝望、无奈、倔强、寒冷，他们需要被尊重，又非常害怕亲密。

村上春树说："哪有人喜欢孤独啊，只是不想失望罢了。"

我的心理咨询师和我说的话，对我特别有帮助，分享给大家：

"我们在拥有时要尽情投入了，在失去时才知道如何放下。纵然有一天到了该放手的时候，也会知道即使难过，但生活也不会崩塌。不要害怕失去，除了生命，我们本来也没有什么值得失去的东西，生活过、爱过比什么都没做要好得多。只有投入地去爱了，'真空感'才会消失，才会收获到充满活力地活着的感觉。"

23.《破茧》张韶涵

"困在茧里的蝴蝶一点点挪动自己的小身板，忍受如撕裂两半一般的剧痛去靠近茧外的光明，割开茧的一瞬，沐浴到了黑暗过后的温暖。"

> 如果在噩梦中睁眼
> 直面着残忍的世界
> 风拨动了谁的心弦
> 留恋却来不及告别
> 如果结局仅剩惨烈
> 无惧在逆风中破茧
> 就算那羽翼被撕裂
> 重回到十九层深渊
> 牵你手 往前走
> 黑夜白昼 不停留
> 辗转时空
> 会挫伤 会心痛
> 依然奋勇去战斗
> 才叫英雄

张韶涵的声音，能穿过云端，透过灵魂，让温暖直达心底最柔软的地方，鼓励我们敢于去撕开黑暗的屏障，迎接光明到来的力量。

我曾经不止一次地想到过离开这个世界，但总还是不甘心就此离开，渐渐地，不知不觉我为自己准备了一副坚硬的盔甲，哪怕第一千次被打倒，也还是会站起来，第一千零一次去努力。

一个人熬过所有的艰难之后，才发现，曾经所有的苦痛，都不值得一提。

也许我们如此拼命地活着并不能让明天变得更好，但是最起码可以让明天不会变得更坏。

罗曼·罗兰说："世界上只有一种英雄主义，就是看透生活的本质之后依然热爱生活。"

24.《少年》梦然

追逐生命里光临身边的每道光

让世界因为你的存在变得闪亮

其实你我他并没有什么不同

只要你愿为希望画出一道想象

成长的路上必然经历很多风雨

相信自己终有属于你的盛举

别因为磨难 停住你的脚步

坚持住 就会拥有属于你的蓝图

曾几何时我也是那个热血澎湃的少年，充满了勇气和力量，虽然现在我生病了，不可能回到过去，但这首歌总能唤醒我心底的那点不甘心和蠢蠢欲动的激情。我希望自己无论面对怎样的浑浊与困苦，心中的自己依然眼神明亮，充满希望。

25.《蓝莲花》许巍

"没有什么能够阻挡，你对自由的向往。心中那自由的世界，如此的清澈高远，盛开着永不凋零，蓝莲花！"

许巍作为中国当代摇滚音乐界的灵魂人物，2000年不堪压力重负的他也曾经深陷抑郁症的痛苦之中。最严重的时候他甚至完全封闭自己，害怕社交，连他最爱的妻子都不愿意去见。后来，许巍开始慢慢在家人的包容与关怀下走出阴霾。

治疗期间他读了《大唐西域记》，里面玄奘大师的真实故事让他豁然开朗，这首《蓝莲花》也是许巍对玄奘大师的致敬，也是他对自己内心渴望的勇敢表达。

佛说，每个人的心中都有一朵清净的莲花。沉静的眼，平和的心。许巍多次登台演唱这首歌，当《蓝莲花》以一种平静祥和的口吻唱出来，台下的观众山呼海啸般沸腾了。

每次听到许巍的《蓝莲花》这首歌，被岁月摧残得迷惘、低沉的我都会心潮澎湃。歌声流淌间，仿佛看见蓝莲花不畏风霜雪雨，在喧嚣红尘之中坚定不移地任由生命绽放，留在心中的那个歌唱"盛开着永不凋零的蓝莲花"的身影也逐渐清晰开来，仿佛正在前面指引我勇敢行进。

26.《曾经的你》许巍

许巍的《曾经的你》，唱出了多少男生的心声，为什么呢？

因为很多男生最淳朴的两个人生梦想就是，走遍世界和娶心爱的姑娘，最完美的人生就是和心爱的姑娘走遍世界，白头到老。

> 曾梦想仗剑走天涯　看一看世界的繁华
> 年少的心总有些轻狂　如今你四海为家
> 曾让你心疼的姑娘　如今已悄然无踪影
> 爱情总让你渴望又感到烦恼　曾让你遍体鳞伤
> 每一次难过的时候　就独自看一看大海

总想起身边走在路上的朋友 有多少正在疗伤

让我们干了这杯酒 好男儿胸怀像大海

经历了人生百态世间的冷暖 这笑容温暖纯真

听见歌词里"曾梦想仗剑走天涯",我已经被刺中一剑,心跳加速,热泪盈眶,再听到"让你心疼的姑娘",第二剑直接把我击倒,感觉自己已经泪奔!

曾经,我也想仗剑走天涯,只是后来我的剑丢了,但我相信我不会忘记自己的梦想,只要我不断努力,不断成长,一路向前,我会找回自己的剑!找到心中的那个她!

27.《我想part2》法老

活死人说唱厂牌主理人法老的歌。他在2017年写出第一首《我想》,从《我想》到《我想part2》,可以看出随着自身成长法老心态的不断改变,每一次妥协成长提升都有踪迹可寻,不管hiphop环境如何变化,唯一不会改变的是法老对音乐的初心。

从2018年到2021年,三年听了一千遍。

想要的已经不一样,但是情绪仍然相通。

三年前想要上个好大学,没想到三年后愿望换了一种方式实现。

三年后越发贪婪,想要好成绩,想要帅气多金,想要获得他人真心,想要自己名字伴随你的每个日夜。

三年太长了,你的每个鼓点和换气都藏着我的故事。

好多事情我本来都忘了的,却能凭你找回来。

你已经是我的支柱了,我在夜晚纠结渴求的时候,我苦苦寻觅陪伴的时候,我迷茫不知方向的时候。你告诉我,我还有许多梦想必须实现,但需要时间。

你见证了他从无人问津到得之不易的光鲜,希望也能见证我的。

"愤怒它不会让你升华只会让你迷路。"共勉!

28.《信仰者（Believer）》梦龙（Imagine Dragons）

分享一首燃炸的英文歌曲《Believer》，一首能让人瞬间满血复活的作品，来自美国摇滚乐队Imagine Dragons，它曾荣获2018美国公告牌音乐奖"年度最佳摇滚歌"。从第一个音开始就能一点点吸引人听完的作品对现在的我来讲没剩几个，听完之后还能让你回味循环的作品就更少了。从初中时的混合理论、美特拉，到现在梦龙的作品，虽然摇滚玩得是气氛是释放，但是旋律在我心里位置永远最高。这首歌让人觉得，好的听觉冲击才是更真实的，更有力量的，更有安全感的。

后来当演绎的歌手换成"一群青少年"（One Voice Children乐团），我们欣赏时的感觉又发生了一些微妙的变化。我们会赞叹于他们的朝气、果敢，也似乎能感受到，在幽暗而又充满希望的青春期，他们面对各种困扰和烦恼时的挣扎、呐喊和不屈不挠的精神。

29.《平凡之路》朴树

我曾经失落失望失去所有方向

直到看见平凡才是唯一的答案

西哲毛姆也说过："我用尽全力，只是抵达了生活的平凡。"

当我失去人生方向后，依然幻想着明天会有怎样的成就，寻找着毫无方向的未来，挣扎着逃离过往，但陷入泥潭之人，岂能轻易自拔。

其实每个人呢，都曾有过绝望，也曾渴望成长，都曾被现实打败，哭诉自己如此平凡。

后来慢慢发现，阻碍都是线索，陷阱都是路径，柳暗后会花明，平凡之路才是众人之路。

这首歌每一次听都可以循环，每一年听都有不同的感受，在我最低沉的时候，陪伴着我度过那些不眠之夜。

30.《光年之外》邓紫棋

我爱着艰难又拼尽全力的每一天。

——朴树《空帆船》

时间能治愈一切，请给时间一点时间。

——丁立梅《仿佛多年前》

无论现在多么的不开心，你要相信，明天会比今天更好。

——东野圭吾

有些歌，不用太华丽的辞藻去堆砌修饰，一开口就是很抓人心，《光年之外》就是这么一首歌，邓紫棋以缠绵歌词搭配动人旋律，将电影《太空旅客》中极致浪漫的深空爱恋演绎得大气磅礴；旋律饱含深情，歌词将电影中两人"乱世外相遇，危难中相爱"的旅程被演绎得真切诚挚，每次听后都感动不已。英文版 *Light Years Away* 也同样好听!特别适合单曲循环!

编者按语:

不是对于所有人而言，音乐都只是闲情娱乐，都只是生活调味品，对于有些人，音乐可以挽救他们的生命，甚至就是生命其本身。古典、动漫、纯音、日系、空灵、燃曲、催眠曲，百味陈杂，那些属于每个人的宝藏陪伴着我们走出了那些难以言述的深渊。

"音乐不是奢侈品，不是我们钱包鼓了的时候才来消费的多余物，音乐不是消遣，不是娱乐，音乐是人类生存的基本需要，是让人类生活得有意义的方式之一。"

在音乐的世界里，我们都是表达者，我们可以尽情地发泄痛苦，享受喜悦，我们相互理解，产生灵魂的共鸣。在音乐的世界里，一路生花。

还有很多歌曲或让人泪流满面，或直抵灵魂的深处，或治愈我们脆弱的心灵，这篇文章只是抛砖引玉，相信你一定还有很多更好的选择和推荐。

愿你我在那些难以入眠的夜晚，经历那些悲怆的痛苦时，都能有音乐的陪伴，走出阴暗的深渊。

歌单：精选 40 首好听的治愈系日本歌曲

文 / 刘娅玲编辑整理

日本有很多的音乐和歌曲，非常治愈，相信大家多少都听过一些，我把自己用心整理的40首好听的治愈系日本歌曲和15首好听的治愈系日本纯音乐"安利"给大家。

歌曲	歌手
1. 幻化成风（風になる）	（辻亚弥乃）つじあやの
2. 谢谢（ありがとう）	大桥卓弥
3. 美好的回忆（思い出は奇麗で）	Aimer
4. 相同的故事（おなじ话）	ハンバート ハンバート，夫妻组合
5. 世界上唯一的花（世界に一つだけの花）	SMAP
6. 最棒的单相思（最高の片想い）	田井中彩智
7. 起风（はじまりの风）	平原绫香
8. 启程之日（旅立ちの日に）	川嶋あい
9. 复杂人生（コンプリケイション）	ROOKiEZ is PUNK'D
10. 在世界终结之前（世界が終るまでは）	WANDS
11. 没什么（なんでもないや）	RADWIMPS
12. 奇迹，走向未来（キセキ～未来へ～）	whiteeeen
13. 粉雪	高桥李依
14. 樱花樱花想见你	RSP
15. 化作樱花树（桜の木になろう）	AKB48
16. 星象仪（プラネタリウム）	大塚爱
17. 灰色和蓝色（灰色と青）	菅田将晖、米津玄师

18. 还是喜欢你（また君に恋してる）　　　　　坂本冬美

19. 想变成猫（猫になりたい）　　　（辻亚弥乃）つじあやの

20. 河边的家（川べりの家）　　　　　　　　松崎名央

21. 请给我翅膀（翼をください）　　　　　林原めぐみ

22. TV 动画《日常》ED（Zzz）　　　　　　佐咲纱花

23. 逆梦（さかゆめ）　　　　　　　　　　　武言圣

24. 落幕（ラストシーン）　　　　　　　　菅田将晖

25. 花　　　　　　　　　　　　　　　　　中孝介

26. 夏夕空　　　　　　　　　　　　　　　中孝介

27. 各自远扬　　　　　　　　　　　　　　中孝介

28. 再见最喜欢的人（さよなら大好きな人）　川嶋あい

29. 反语（アイロニ）　　　　　　　　　　majiko

30. NO RAIN, NO RAINBOW　　　　HOME MADE 家族

31. 恋爱循环（恋愛サーキュレーション）　花泽香菜

32. 行星（PLANET）　　　　　　　　　　ラムジ

33. 心理作用（心做し）　　　　　　　　　majiko

34. 打上花火　　　　　　　　　　　　　米津玄师

35. Lemon　　　　　　　　　　　　　　米津玄师

36. 失败者（LOSER）　　　　　　　　　米津玄师

37. 团子大家族（だんご大家族）　　　　　　茶太

38. 泪的告白　　　　　　　　　　　　　酉阳田禹

39. 她曾活过啊（生きていたんだよな）　あいみょん -

40. 曾经我也想过一了百了（僕が死のうと思ったのは）　中岛美嘉

歌单：精选 15 首好听的治愈系日本纯音乐

文 / 刘娅玲编辑整理

1. 风住的街道（風の住む街）

2. 花之舞（*Flower Dance*）

3. 菊次郎的夏天

4. 天空之城

5. 所念皆星河

6. 告白之夜

7. 穿越时空的思念

8. 情书（*Luv Letter*）

9. 故乡的原风景（故郷の原風景）

10. 一个小故事（*A Little Story*）

11. 永远同在，《千与千寻》主题曲（いつも何度でも）

12. 抑制（*Refrain*）

13. 两人的心情（ふたりの気持ち）

14. 云流

15. 五月雨

歌单：12 首适合焦虑、抑郁、情绪低落者的舒缓音乐

文 / 刘娅玲编辑整理

1. 全新的开始

2. 回忆微微笑

3. 柔情

4. 净空

5. 生机无限

6. 遇见林间精灵

7. 唤醒

8. 滴落的星子 *Drip Drip Drip*

9. 薄纱之舞 *Dance Of Gossamer*

10. 城市漂流 *Floating In The City*

11. 梦起始的地方 *Rising Of The Dream*

12. 微醺 *Dazing*

图书在版编目（CIP）数据

虽然不想活，但还是想吃火锅：32位抑郁症患者的
疗愈故事 / 渡过编著. —— 南京：江苏凤凰科学技术出
版社, 2023.10
ISBN 978-7-5713-3760-5

Ⅰ.①虽… Ⅱ.①渡… Ⅲ.①抑郁症 – 精神疗法 – 通
俗读物 Ⅳ.①R749.4–49

中国国家版本馆CIP数据核字(2023)第166644号

虽然不想活，但还是想吃火锅：32位抑郁症患者的疗愈故事

编　　　著	渡　过
总 策 划	张　进　李香枝
责 任 编 辑	刘玉锋　赵　呈
助 理 编 辑	王　超
责 任 校 对	仲　敏
责 任 监 制	刘　钧

出 版 发 行	江苏凤凰科学技术出版社
出版社地址	南京市湖南路 1 号 A 楼，邮编：210009
出版社网址	http://www.pspress.cn
制　　　版	南京新华丰制版有限公司
印　　　刷	江苏凤凰通达印刷有限公司

开　　　本	880mm×1230mm　1/32
印　　　张	9.25
字　　　数	230 000
版　　　次	2023年10月第1版
印　　　次	2023年10月第1次印刷

标 准 书 号	ISBN 978-7-5713-3760-5
定　　　价	59.80元

图书如有印装质量问题，可随时向我社印务部调换。